JN272316

体が生まれ変わる

ケトン体《たい》

食事法

順天堂大学大学院
加齢制御医学講座教授／医学博士
白澤卓二

三笠書房

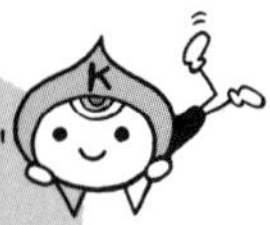

はじめに

いま、話題の「ケトン体」のことが簡単にわかる本

いま、糖質制限が話題です。それ以外にも、ケトジェニックダイエット、パレオダイエット、MEC食など糖質制限がカギとなっている食事法が人気です。

これらすべてのベースとなっているのが、**「ケトン体」という私たちにすばらしい健康長寿効果をもたらしてくれる物質**です。具体的には、

①健康的にやせて、見た目も体の中も若々しく健康に
②メタボや糖尿病、心臓病、がんなどの病気にならない
③うつなどのメンタル改善。認知症予防にも絶大な効果

睡眠の悩みも解決し、仕事のパフォーマンスも上がる。人生の充実に直結する。こ

れらをすべて実現する注目の存在が「ケトン体」です。

ケトン体は、ビタミンやミネラルのように食べ物に含まれているわけではなく、コラーゲンやヒアルロン酸のように、サプリメントでとるものでもありません。なぜなら、ケトン体は私たちの体の中でつくられるものだから。

誰でもつくることができるのに、これまで活用できず眠っていた代謝システム。それを目覚めさせるだけで、私たちは「ケトン体」を利用できるようになります。

そのためにはどうしたらいいか。食事を変えるだけです。


これまで常識とされていた、「人間はパンやごはんを食べないと生きていけない」というロジックはまったくの間違いでした。私たちは炭水化物を食べなくても「ケトン体」をつくることができ、病気知らずで、元気で若々しく生きていけるのです。

この**「ケトン体が体にどんないいことを起こすか」という私の研究室で得たレポートは、テレビの『世界ふしぎ発見!』で特集され、大反響を呼びました。**

それはそうでしょう。**食事をちょっと変えるだけで、わずか四週間で体重が落ち、**

血糖値をはじめとするさまざまな検査数値が明らかによくなったことが、ズバリ映し出されたのですから。

ケトン体は、私が翻訳した、アメリカのデイビッド・パールマター博士の『「いつものパン」があなたを殺す』（三笠書房刊）という本でも注目されています。また、プロテニスのNo・1プレーヤー、ジョコビッチ選手の強さの秘密を明らかにした本では、ベーグル（小麦そのもの！）を一個食べただけで、二日酔い状態になってコートに立てないと語られています。

小麦や糖質がいかに体に負担をかけているか、それに代わるエネルギー源であるケトン体がどれだけすばらしいものか、ここにきて日本でも認知され始めています。

「将来にわたって健康な体と頭」を維持するために、いま、「いい食事」という投資をするか、「何年か先に病気になって医療費を払うか」の選択肢が、あなたの目の前に来ています。どちらを選ぶかは、もはや明白でしょう。

白澤卓二

もくじ

〈はじめに〉いま、話題の「ケトン体」のことが簡単にわかる本　1

1章　頭の冴えも強い体も「ケトン体」がつくる
――これまで使われてこなかった「もう一つのエネルギー」

バイキング料理で何をとるかで、その人の未来がわかる　10
私たちの体の中でつくられる注目の「ケトン体」　14
「ケトン体」はなぜ、それほどいいのか　19
①健康長寿をもたらす　22
②疲れ知らずに　27
③集中力を生み出す――ジョコビッチ選手の驚異的な強さ　29
そもそも人間はみんな「ケトン体質」だった　35

◎実証・二週間でケトン体はつくられ始める　44
◎いま、自分の状態はどうなっているか　46

2章

●糖尿病、メタボ、肝臓病、認知症、うつ……

「ケトン体質」がもたらす効果

——これで数値がよくなる、薬がやめられる

テレビ『世界ふしぎ発見！』で放映された「ケトン体」の効果　52

ケトン体質がもたらすメリット

①肥満と血糖値が改善　62
②食欲が正常に　64
③メタボリックシンドロームの予防・改善　66
④動脈硬化の予防・改善　68
⑤認知症の予防・改善　70

ケトン体質になった証拠

①肝機能の数値が変化　74

②尿酸とビリルビンの数値が変化 78
③短期間では変わらないはずの血液中の変化 84

3章 頭と体の老化を加速させる「3つの悪い食事」

——①過剰な糖質、②グルテン（小麦）、③油のバランス

「糖質のとりすぎ」が過剰な炎症を招く 88
「小麦（グルテン）」が体ばかりか脳も蝕む 100
血管に炎症をもたらす「油のバランス」 112

4章 知らずに体を痛めつけていないか

——肥満、アレルギー、コレステロール……常識は変わり始めた

体中がドロドロに「糖化」されてしまう食事 126

■アルツハイマーも糖質のとりすぎが招く　126
毎日のパンがあなたを老けさせている　132
■「グルテンフリー」ならばいいのか　135
大間違いだったこれまでの油の常識　140
■コレステロールは「悪者」ではなかった　141
加工された食べ物の増加　152
■「便利で長持ちする食べ物」が体に何をもたらすか　153
異常な食欲をもたらす「ドラッグ食材」　157
■おなかが減っていないのに「食べたい」人たち　158

5章 100歳まで元気で若々しい体をつくる食べ方
——おいしく食べて、体の中から「ケトン体」がわき出る！

「主食」は必要なのか　166

強い味方、ココナッツオイルの活用　176

ケトン体質を強化する食生活と暮らし方　182

①スムージーを一日一回飲む　183
②タンパク質をしっかり食べる　184
③卵は一日一個食べる　185
④オメガ3系脂肪酸（ＥＰＡ・ＤＨＡ）をとる　186
⑤調理油はオリーブオイルかココナッツオイル　189
⑥おやつはナッツ　190
⑦アルコールは赤ワインを一日二杯　191
⑧塩分は自然塩を適度にとる　192
⑨加工食品の摂取量をできるだけ減らす　193
⑩ゆっくりよく噛んで食べる　194
⑪食欲がないときには無理に食べなくてもＯＫ！　195
⑫体重と体脂肪率を測定・記録する　196
⑬おなかが減ったら体を動かす　197
【付録】糖質を多く含む注意すべき食材一覧　198

あとがき　202

編集協力　大政智子／本文イラスト　谷口シロウ

1章

頭の冴えも強い体も「ケトン体」がつくる

――これまで使われてこなかった「もう一つのエネルギー」

ケトンくん

バイキング料理で何をとるかで、その人の未来がわかる

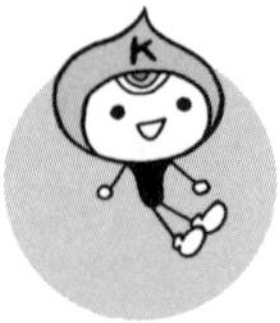

私たちが毎日食べているものの中には、体を老化させ、病気を招いているものがあります。

食事が原因の、いうならば〝食源病〟は、現代社会において深刻な問題を引き起こしているのです。

あなたはふだんどんなものを好んで食べているでしょうか。

たとえば、バイキングに行ったとしましょう。自由に好きなものをとってきてＯＫです。次ページの表の食品の中で、あなたが選んだものは左右どちらのグループが多いでしょうか。

「好きな食べ物」が示す将来の頭と体の健康状態

バイキングで手を伸ばすのは左側？　右側？

玄米　ライ麦パン	主食	精白米　食パン 全粒粉のパン フランスパン　うどん
ほうれん草　枝豆 トマト　ブロッコリー	野菜	ジャガイモ　カボチャ トウモロコシ　さつまいも
パパイヤ　イチゴ グレープフルーツ	果物	パイナップル　ブドウ 柿　バナナ
ヨーグルト ブラックコーヒー	デザート	アイスクリーム　ケーキ フルーツジュース

左側か右側かに偏りがち。その傾向が示すものは12ページ参照

パンですか、ごはんですか、野菜はどれを選びますか、果物は、デザートは……。左右二つのグループの食品で、どちらを選ぶのか想像してみましょう。二択のクイズをやるようなものです。

講演会場などで、このチェックを多くの方々にやっていただくと、面白いことに、どこでもほぼ同じような傾向が見られます。

ほぼ七割の人は右側のグループを選び、残りの三割は左側を選ぶのです。特に五〇代の男性のほとんどは右側を選びます。

この右側の食品を選んだ五〇代男性に、「どうして右側のグループに偏っているんでしょう?」と尋ねると、「なんとなく、好きなものを選んだら全部こちら側でした。不思議ですね」と、明確な答えは返ってきません。

この選択肢が何を示すのか、答えをいいましょう。

右側は食べたあとに血糖値がすぐ上昇する食品のグループで、左側は血糖値がそれほど上がらないグループです。

つまり、右側の食品が好きだと答えた人は、**「血糖値を上げる食品を選んでいた」**

ということになります。

精白米や食パン、ジャガイモ、パイナップル、アイスクリームが特に好きだというわけではなく、実は、血糖値を上げたいために選んでいたということなのです。

もし左側の食品を選んだのであれば、ふだんから血糖値が上がりにくい食事を好んでとっていると考えていいでしょう。

血糖値とは、血液中に含まれているブドウ糖の量です。そして、ブドウ糖はこれまで、私たちの生命を支えるエネルギー源と考えられてきました。

好物がすべて右側の食品ばかりだった人は、エネルギー源をブドウ糖に頼っている、糖質を食べずにはいられない、糖質依存に陥っている人です。

左側の食品を選んだあなたは、頭や体に健康長寿をもたらす新しいエネルギー源をうまく使いこなしています。

この新しいエネルギー源こそが、私がもっとも注目している**「ケトン体」**です。ケトン体をつくれる「ケトン体質」を手に入れることができれば、あなたの頭も体もより活性化します。ケトン体はそんな夢のようなエネルギー源です。

私たちの体の中でつくられる注目の「ケトン体」

約七割の人は、エネルギー源をブドウ糖に頼り、血糖値を上げる食品を好んで食べています。では、なぜ私たちは、そのような食べ物を選ぶことまでして「血糖値」を上げたがるのでしょうか。

これまで、私たちの筋肉や内臓を動かすためには「ブドウ糖をとるしかない」と考えられてきました。また、「脳がエネルギー源として利用できるのはブドウ糖だけ」という説が、常識としてずっと信じられてきました。

ところがこの常識は、**まったく根拠がない間違ったもの**でした。

こんなに大きな勘違いが続いてきたのは、現代栄養学の基礎ができあがった頃に、私たちの食事が穀類などの糖質中心になっていたせいかもしれません。

いま、栄養学の進化によって、どんどん新しい事実が明らかになってきています。その結果、エネルギー源となるのはブドウ糖だけであるという常識は、すっかり古くなってしまったのです。

ちょっと専門的になりますが、私たちが食事からとる栄養素の中でエネルギーをつくり出すのは、脂質とタンパク質、それから炭水化物（糖質）です。私たちが体を動かしたり、内臓や脳をはたらかせたりするための燃料になるのは、この三つだけ。いくら野菜や果物を食べて、ビタミンやミネラルをたくさんとっても、それらはエネルギー源にはなりません。

そして、脂質とタンパク質、炭水化物はＡＴＰ（エネルギー源となる物質）をつくるために、最終的には二つの分子のどちらかになります。二つのうちの一つは「ブドウ糖」で、もう一つは新しく注目され始めた「ケトン体」です。

ブドウ糖以外にも、筋肉や内臓、脳をはたらかせるために「ケトン体を使う」という、第二の選択があることが、最近になってわかってきたのです。

ごはんやパン、めんなど糖質を多く含むものを食べると、食後に血糖値が上昇します。すい臓から分泌されたインスリンはせっせと全身の細胞にブドウ糖を送り込み、細胞ではそのブドウ糖をもとにエネルギーをつくり出します（これを「解糖系《かいとうけい》」といいます）。

ここで使い切れずに余ったブドウ糖は肝臓にグリコーゲンとしてため込まれますが、蓄積できる量には限界があり、使う場合にも限度があります。もし、肝臓をグリコーゲンで満タンにしたとしても、五時間くらいしかもちません。さらにブドウ糖が余った場合には、インスリンのはたらきで脂肪細胞に中性脂肪としてため込まれます。

このようにブドウ糖をエネルギー源にすると、五～六時間おきに糖質をとって枯渇しないようにする必要があります。一日に三回食事をとるのは、常に糖質を補給するための必然だったのでしょう。

ただし、夕食を七時に食べたとして、夜中の一二時にベッドに入ると、肝臓の中のブドウ糖がゼロになった状態で睡眠に入ることになります。睡眠中にも血糖値は一定の値を保たなければならないのですが、そんなときは、肝臓がタンパク質を分解したアミノ酸からブドウ糖をつくります（これを「糖新生《とうしんせい》」といいます）。

どちらにせよ、私たちの体は常にブドウ糖をつくり出し、エネルギー源としながら、体や頭を動かしている状態と考えられてきました。

もし、肉や魚やサラダばかり食べて、糖質をまったくとらない食事を続けたとすると、肝臓にため込まれている予備のブドウ糖を使い切ってしまいます。

そうなったときには、**肝臓はブドウ糖に代わるエネルギー源として、体の中にある脂肪から「ケトン体」をつくります。**

ケトン体がつくられるようになれば、血糖値が低くなっても問題ありません。**ケトン体をエネルギー源にして、ふだんと変わりない行動・生活を送ることができる**からです。

たとえていえば、電気とガソリンの両方を燃料にして走る「ハイブリッド」といわれる自動車があるように、私たちの体にも、ブドウ糖もケトン体も利用できる「ハイブリッドエンジン」が備わっているといえるでしょう。

ただし、糖質を使い切ったときでないと、ケトン体はスムーズにつくられません。ブドウ糖とケトン体の両方がつくれるとしても、私たちの体は必ずブドウ糖を優先させるという特徴があるからです。糖質の多い食事をとっていたら、ケトン体の出番はやってこないと考えたほうがいいでしょう。

「ケトン体」という存在がいままで注目されなかったのは、もう一つ理由があります。それは、医学の教科書に載ってはいても、糖尿病が進行したときに血液中に増えるもの、てんかんなど神経疾患の治療に利用されるものといった、特殊なイメージがあったからです。

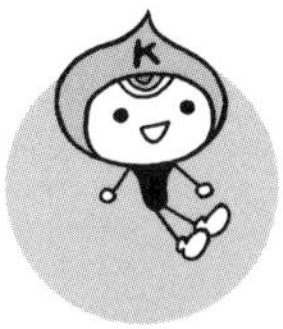

「ケトン体」はなぜ、それほどいいのか

これからの人生を頭も体も健康で生き抜くためには、この「ケトン体」の力を活かすことが非常に重要です。

なぜかといえば、ケトン体をつくり出せる**「ケトン体質」**になれば、

・現代のさまざまな病気が予防できる
・アンチエイジングにも効果を発揮する（ケトン体がつくられているときに長寿遺伝子がスイッチオンになっている）
・食欲に振り回されなくなる
・食後の眠気に悩まされなくなる

・認知症の予防や改善につながる

などのうれしい効果が期待できるからです。

実際の効果は次の章に具体的にまとめますが、これまでなじみのなかった「ケトン体」がいかに重要なものなのか、いくつかの例から明らかにしていきましょう。

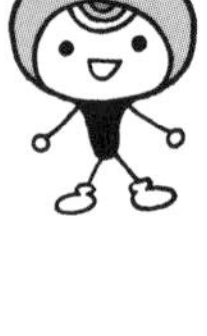

私たちの頭・体をはたらかせる注目のエネルギー［ケトン体］

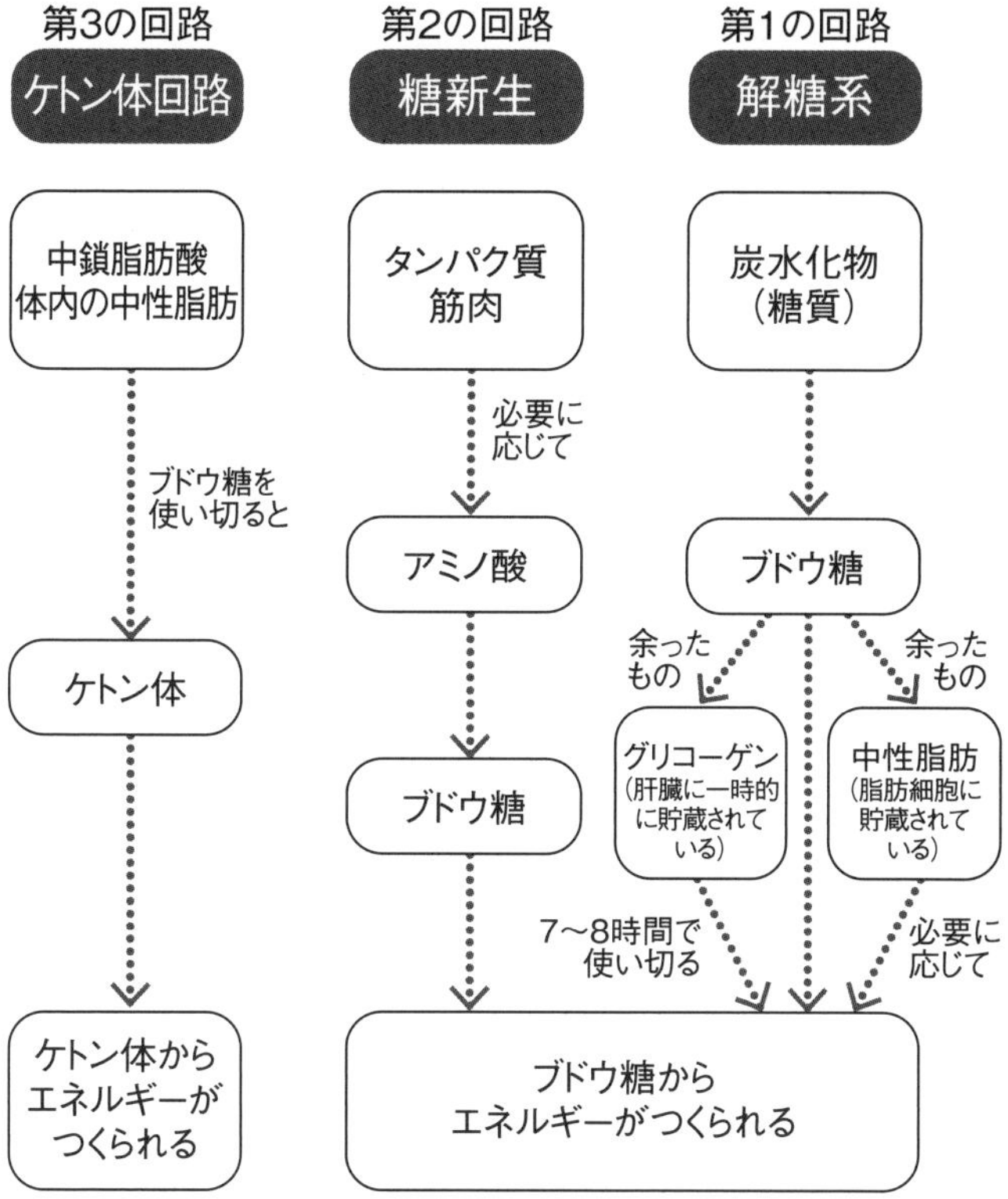

頭や体は「ブドウ糖」か「ケトン体」がエネルギー源で動いている

①ケトン体は健康長寿をもたらす

ケトン体はアンチエイジングにも効果を発揮する——それは、ケトン体がつくられているときには、長寿遺伝子がスイッチオンになっているからです。

私が行なっているアンチエイジング研究の中で、寿命を延長させる明白な戦略の一つは、**カロリーを制限すること**です。

その根拠となっているのが、米国ウィスコンシン大学のアカゲザルを使った研究です。

これは好きなだけ食事を与えたアカゲザルと、摂取カロリーを三〇％減らしたアカゲザルを比較したとき、カロリーを制限したほうが、見た目が若く、肥満や病気になる確率も低かったという世界的に有名な研究です。

この研究は二五年間継続し、二〇一四年には最新のレポートも発表されました。

それによると、カロリーを制限したアカゲザルのほうが死亡率が低くなり、見た目も若々しく、糖尿病、脳卒中、心臓病などの発症も抑えられ、長寿になると結論づけられています。一方、カロリーを制限しなかったグループでは、糖尿病や心臓病のリスクが二・九倍、調査期間中の死亡リスクは三倍に上昇していたそうです。

カロリーを制限すると、どうして寿命が伸びるのでしょうか。

このメカニズムには諸説ありました。二〇〇四年に放映された『NHKスペシャル〜老化に挑む〜』では、私はまだそのメカニズムを明快に解説できませんでした。なぜなら、いまから紹介するその明快な理論は、二〇一〇年以降に明らかになってきた、本当に最新の理論だからです。

その発見をしたのは、カリフォルニア大学のグラッドストーン・インスティトユートのエリック・バーデン教授です。

バーデン教授は、長寿遺伝子（サーチュイン3）が活性化すると、ケトン体がつくられることを発見しました。

ということは、脂質を燃やしてケトン体をつくるために重要な遺伝子は、このサーチュイン3ということになります。

長寿遺伝子は、私たちの細胞の老化をコントロールするもので、すべての人が持っています。ただ、ふだんは休眠状態にあり、カロリーを制限するとスイッチが入り、活性化することがわかっています。

マウスの実験では、このサーチュイン3が活性化していないと、ケトン体もつくられないので、ケトン体がつくられているときは、サーチュイン3も活性化していてアンチエイジングに役立っていると考えられます。

また、バーデン教授は、**ケトン体そのものが抗酸化物質である**ことも明らかにしました。

ケトン体には三種類あるのですが、そのうちのβ《ベータ》ヒドロキシ酪酸《らくさん》が「活性酸素を無害化する酵素を活性化する」という研究報告が、世界的にも有名な『サイエンス』誌に掲載されました。

活性酸素は私たちの細胞を老化させ、がんをはじめ、動脈硬化などを招き

ます。特に、細胞を覆《おお》っている細胞膜は活性酸素によって酸化しやすく、それによって細胞が老化するといわれています。

健康のために野菜や果物をとりましょう、というのは、これらに活性酸素を無害化させる抗酸化物質が豊富に含まれているからです。

活性酸素は特に肝臓で発生しやすく、活性酸素が体内に増えると肝機能が低下して疲れやすくなります。ほかにも、シミやソバカスが増えたり、血管がつまりやすくなって脳梗塞や心筋梗塞のリスクが非常に高くなります。

ケトン体がつくられていると、こうした活性酸素の無害化がうながされます。老化抑制、がんや動脈硬化などさまざまな病気の予防に役立つでしょう。

エネルギー源になるだけでなく、体内の老化や病気まで防いでくれるのですから、ケトン体がどれだけすばらしいかよくわかります。

せっかく、私たちの体にはこんなにすばらしいケトン体をつくるシステムが備えられているわけですから、使わない手はありません。

いつまでも若々しく、病気知らずの体を手に入れるためにもケトン体をどんどんつくれるようにしませんか。

結論をいえば、カロリー制限が長寿につながるのは、

「糖質の摂取量が減ってケトン体がつくられやすくなる」

「長寿遺伝子（サーチュイン3）が活性化してケトン体がよりつくられやすくなる」

――この二つの可能性が考えられるのです。

②ケトン体で疲れ知らずに

ケトン体が私たちに何をもたらすかということは、メキシコの山中に住んでいるタラウマラ族の例が参考になります。

タラウマラ族は、現代においても旧石器時代のような生活を送っています。徒歩でしか移動できないような山中に住み、古タイヤでつくったサンダルをはいて一日に二〇〇キロ以上移動します。それも、歩くというより、小走りといったほうがいいくらいのスピードで。

時速一〇キロで走ったとしても、二〇〇キロを移動しようとすると二〇時間かかることになります。タラウマラ族はこの信じられないようなスタミナを、どうやって身につけたのでしょうか。

その秘密は彼らの食事にありました。タラウマラ族は糖質をほとんどとらず、旧石器時代のような食事をしています。そして、何時間もかけて山中を移動し、水を求めて川までの山道を歩いているのです。

タラウマラ族のスタミナがどれほどすごいのか、それを証明するため、タラウマラ族がメキシコシティマラソンに招待されました。ところが、予想に反してタラウマラ族のランナーの順位はそれほどよくなかったのです。しかし、走ったその彼の感想は驚くべきものでした。

なんと、「四二・一九五キロでは短すぎる。あと一〇〇キロ走ったら自分が勝っていた」と答えたそうです。フルマラソンを走り抜いたあとで、さらに一〇〇キロ走るなんて、信じられないスタミナです。

タラウマラ族がこれだけ長距離を走ることができるのは、ふだんから走っているということもありますが、ケトン体という効率的な電池をうまく使っているので、驚くようなスタミナを維持できているのではないでしょうか。

エネルギー源をブドウ糖だけに頼っていると、走っている間に燃料切れになってしまいます。しかし、ケトン体をエネルギー源にしていれば、長時間走っても燃料が不足することはありません。

③ケトン体が集中力を生み出す——ジョコビッチ選手の驚異的な強さ

原稿を執筆しているとき、ちょうどテニスの四大大会である全仏オープンが開催されていました。残念ながら錦織圭《にしこりけい》選手はベスト4を目前に敗退してしまいましたが、白熱した試合が連日放映されています。

実は、いまもっとも注目されているテニスプレーヤーも、ケトン体を強みにしているに違いないと感じています。

そのテニスプレーヤーとは、セルビア出身のノバク・ジョコビッチ選手です。

ジョコビッチ選手は二〇歳のときに四大大会で初優勝してから世界的なトッププレーヤーとして活躍していますが、その当時から原因不明の不調に悩まされていました。

二〇一〇年の全豪オープンの準々決勝、対ツォンガ戦では激しい腹痛におそわれ、苦悶の表情を浮かべながらテニスコートに倒れ込んだのです。

これほどの不調におそわれても、本人には原因がわかりません。それが、遠く離れた故郷セルビアで、たまたまテレビ中継を見ていた栄養学者、イゴール・セトジェヴィッチ博士が「彼の不調は『グルテン過敏症』である」と看破したのですから、運命は不思議なものです。

博士とジョコビッチ選手の父親に共通した友人がいたことから、その試合の六カ月後に、ジョコビッチ選手は博士から「食事が問題である」と聞かされました。

それを聞いたジョコビッチ選手は、**まず二週間、食卓から小麦を追放**しました。その結果、**体重が軽くなって体が引き締まり、動きが格段によくなった**そうです。思考まで明瞭になったと感じたとのことなので、たった二週間で体と脳がいかに劇的に変わったかがわかります。

食事を変えた翌年の二〇一一年は、ジョコビッチ選手は四大大会で三回優勝し、四三連勝という驚異的な成績を残しました。小麦を中心としてグルテンを食事から排除しただけで、これほど劇的な変化がもたらされたのは、おそらくケトン体をエネルギー源として使うようになったからではないかと、私は見ています。

ある一日のジョコビッチ選手の食事を見てみましょう。

□朝食（起きてすぐの水・はちみつ大さじ二杯・グルテンフリーオーツのカシューバターとバナナ添え）

□午前中の間食（ブルーベリーアーモンドバタースムージー）

□昼食（キヌア入りケールシーザーサラダ）

□午後の間食（スパイスビーフジャーキー・フルーツ）

□夕食（フレッシュミックスグリーンサラダのアボカドと自家製ドレッシング・豆スープ・スモーキーサーロインステーキ・大量のベイクドポテト）

糖質をまったくとっていないというわけではありませんが、一日に何時間もハードな練習をするアスリートのエネルギーを十分補うほどの糖質はとっていません。

しかし、野菜と果物、それに脂質をしっかりとっていることがわかります。

こうした食事をとって、毎日何時間も体を動かしていれば、おそらく体内でケトン体がつくられているに違いないと思われます。

私はジョコビッチ選手の翻訳書に解説文を執筆したのですが、そのときに試合を観察して気づいたことがあります。一般的にはジョコビッチ選手は非常にストロークが安定しているといわれ、それが世界ランキングでトップを走る要因とされていますが、私はそうは思いませんでした。

錦織選手と対戦した試合の例でいえば、二人の動きはまったく違っていました。錦織選手が動く範囲よりも、ジョコビッチ選手がコートのベースラインで動いている範囲のほうがずいぶん広いのです。

これは、ジョコビッチ選手は相手がボールを打った瞬間に、脳に入ってきた情報をすぐさま処理できるので、どう動けばいいのか瞬時に指令が出ている証拠です。一流プロの世界では、たとえコンマ何秒でも速く脳からの情報が伝われば、それだけ速く大きく動けます。

その結果、相手が打つボールに追いつけ、安定したストロークで打てているのです。この**脳の反応速度の速さは、ケトン体がもたらしている**のでしょう。

④ケトン体で、過度な食欲やイライラなどから解放される

エネルギー源をブドウ糖だけに頼っていると、血液中や肝臓にため込まれたブドウ糖を使い切ってしまったときには、ガス欠を起こしてしまいます。

すると、むしょうにおなかが減って何か食べたくなったり、指先がふるえたり、体がだるい、集中力が低下する、怒りっぽくなるといった症状におそわれることがあります。これらは、血糖値が下がり過ぎたことによって起こっています。

甘い物やごはん、パンなど糖質を含むものを食べると、これらの症状は改善されます。そのため、集中力を高めたり、仕事の効率をよくしたりするためには糖質をとったほうがいいといわれていますが、それは大きな勘違いです。

エネルギー源をブドウ糖に頼っているから、血糖値が上がったり、下がったりすることで抑えがたい食欲におそわれたり、集中力が低下したり、イライラしやすくなったりと、振り回されてしまうのです。

ケトン体を利用できるようになれば、血糖値は乱高下することがなくなります。**食欲に振り回されることもなく、集中力が低下したり、むやみに感情的になったりすることもなくなる**でしょう。

昼食後、強い眠気におそわれることはありませんか。

昼休みが終わってもしばらくは、眠くてボーッとしているので仕事がはかどらないという人は、血糖値が乱高下しています。

実は、この食後の眠気は、「機能性低血糖」のサインです。機能性低血糖とは糖質を過剰に摂取する食事をしたあと血糖値が急激に上昇し、それを下げるためにインスリンが大量に分泌された結果、今度は血糖値が下がりすぎて低血糖状態に陥っている状態をいいます。

食後に眠くてたまらないという人は、エネルギー源をケトン体に切り替えれば、その悩みから解放されるでしょう。

それだけではありません。食後すぐバリバリと仕事ができるようになります。

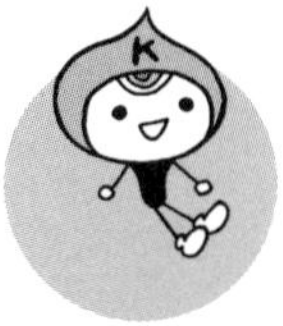

そもそも人間はみんな「ケトン体質」だった

ここまでにあげたようなタラウマラ族やジョコビッチ選手は特殊な例ではありません。私たちも「ケトン体」の恩恵を受けることができるのです。

私たちの体に、その資格が備わっている証拠を人類の歴史からひもときましょう。

人間が農耕を始めたのはおよそ一万年前です。コメや小麦、トウモロコシ、ジャガイモ……。これらのほとんどは、農耕を始めてから得るようになった産物と考えられます。

私たちの祖先は、農耕を始める前の二〇〇万年前から「hunter-gatherer（狩猟採集民）」の時代がずっと続いていました。海や川で魚を獲り、山で動物を捕らえ、木の実や果物を採っていたわけです。

その頃は、魚や動物、木の実など脂質を多く含むものを中心に食べていて、総カロリーのほとんどを脂質（七五％）とタンパク質（二〇％）が占めており、炭水化物はたったの五％にすぎませんでした。

炭水化物は、おそらく、ときどき食べるごちそうのような存在だったのではないでしょうか。ということは、糖質からもたらされるブドウ糖ではなく、脂質からつくられるケトン体を、生きるためのエネルギー源としていたと考えられます。

こうした生活を二〇〇万年にわたって続けていたので、人類の細胞に存在する二万三〇〇〇個の遺伝子は、長い間もっとも多く食べていた脂質を分解するように設計されています。

それなのに、**農耕を始めてから、私たちの食事内容は脂質と炭水化物のバランスがまったく逆**になってしまっています。

現代にいたっては、炭水化物を六〇％、脂質を二〇％、タンパク質を二〇％と、かつての狩猟採集民の時代にはあり得ないバランスです。

この食生活の変化に合わせて遺伝子が変わればいいのですが、農耕が始まってからの期間は、遺伝子が進化をするにはあまりにも短く、脂質を中心にとっていた頃とほとんど変わっていません。

私たちの細胞は、脂質を燃やすようになっているのに、現実はそうではない環境にいる。いうならば細胞はパニック状態に陥っている、ということが考えられます。このパニックこそが、さまざまな病気や不調の真の原因なのではないかと考える研究者が増えてきているのです。

◎「ケトン体がつくれるかつくれないか」が生死をも左右した

少し専門的になりますが、私たちが肝臓でケトン体をつくるためには、四つの酵素が必要なことがわかっています。これらがうまくはたらかないと、脂質をうまく燃やせず、ケトン体がつくれません。

ケトン体がつくれないときには、肝臓でブドウ糖をつくることで生き残ろうとするわけです。

そのメカニズムが生死を分けた理由になっている事象があります。

ネアンデルタール人は人類の祖先といわれていた時代がありましたが、その後の調査で現代につながるホモ・サピエンスの祖先ではないことがわかりました。農耕が始まる以前、二万年以上前に滅んでいたのです。

ネアンデルタール人が絶滅した理由には、いくつか仮説がありますが、その中に「ネアンデルタール人はケトン体をつくれなかったために滅んだ」という説があります。

ネアンデルタール人は、おそらく、ケトン体をつくる酵素に欠損があったのだろうといわれています。そんなネアンデルタール人たちに天候異常による食糧難が降りかかったとしたら。

このとき何が起きるのでしょう。

「炭水化物中心」の食生活で体はパニックを起こしている

人類が食べてきたものの変遷

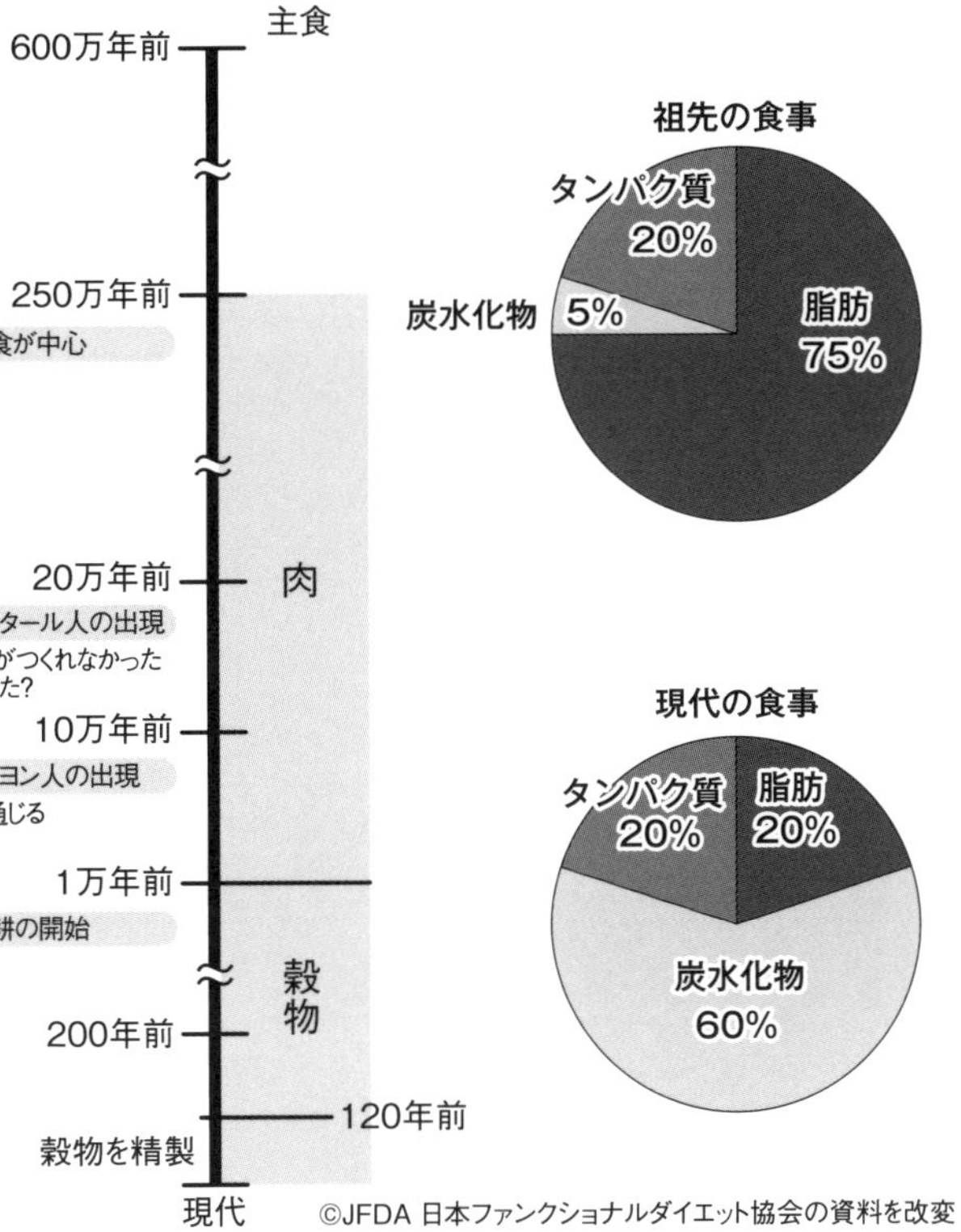

©JFDA 日本ファンクショナルダイエット協会の資料を改変

人類の祖先は今ほど炭水化物（糖質）を食べていなかった

ケトン体をつくれないネアンデルタール人は、筋肉のタンパク質を分解して得たブドウ糖をエネルギー源として生命を維持しようとしました。

しかし、それによって生命を保っても筋肉はどんどん破壊されていきます。筋肉が破壊されて減ると、体力の低下によって狩りができなくなります。狩猟採集民にとって狩りができないということは、そのまま死につながります。ネアンデルタール人はおそらくこうして滅んだのでしょう。

一方、私たちの祖先であるクロマニヨン人は、ケトン体をつくれる酵素を持っていました。食糧難に陥っても、体内に蓄えられている脂肪からケトン体がつくれるので、そのエネルギー源で生命が保てます。

筋肉を減らさずにすみ、体力を温存できたために、食糧難の時代を生き延び、私たち人類へと遺伝子が引き継がれていったのです。つまり、ケトン体がつくれたクロマニヨン人は、体力を温存できたので生き延び、ケトン体をつくれなかったネアンデルタール人は、体力が失われて狩りができずに滅びていったということです。

◎まだ、何も食べていない新生児の血液データが示すもの

ネアンデルタール人の時代にまでさかのぼらずとも、私たちがそもそもケトン体をエネルギー源として使っていたことを示す、興味深いデータがあります。

それは、生まれたばかりの新生児の存在です。新生児のケトン体の血中濃度を調べると、成人に比べて非常に高く、生まれた直後はブドウ糖ではなくケトン体をおもなエネルギー源にしているそうです。

宗田《むねた》マタニティクリニックの宗田哲男医師が「第一七回日本病態栄養学会年次学術集会」において発表した報告によると、生後四日目の新生児三一二名のケトン体の血中濃度の平均は二四〇〇μmol／ℓ、生後一カ月の新生児四〇名の平均は四〇〇μmol／ℓだったそうです。

ごはんやパンなどを食べている現代の成人のケトン体の血中濃度は、ほぼ

ゼロであることに比べると、新生児のケトン体の血中濃度がいかに高いかがわかります。

これは、母乳にケトン体の原料となる中鎖脂肪酸が含まれていることが関係しているのでしょう。

この中鎖脂肪酸は最近注目を浴びているココナッツオイルの主成分であり、摂取すると肝臓でケトン体を合成するための原料となります。

母乳の中でも、出産後、数日間に分泌されるドロッとした初乳は赤ちゃんに大切な栄養素をたっぷり含んでいるといわれます。中鎖脂肪酸は、特にこの初乳に多く含まれているので、中鎖脂肪酸からつくられるケトン体は、新生児にとって、とても大切なものであるといっていいでしょう。

最近では、脳の神経細胞が発達している時期はケトン体をおもなエネルギー源としていて、神経細胞の発達が進むとブドウ糖に移行することがわかっています。

それを示すように、脳の神経細胞がもっとも活発に発達する胎児期は、驚くほどケトン体の血中濃度が高くなっているのです。

　宗田医師が調べたもう一つのデータは、それを顕著に示しています。人工流産した六～一八週の胎児、五八例のケトン体の血中濃度を調べたところ、なんと平均値は一七三〇μmol／ℓと、通常では信じられない高い数値でした。

ちなみに、母体はふつうに糖質をとっている状態でした。

　成人はもちろん、新生児よりも群を抜いて高いこの数値は、胎児がケトン体をおもなエネルギー源としていることを示唆《しさ》しているといっていいでしょう。

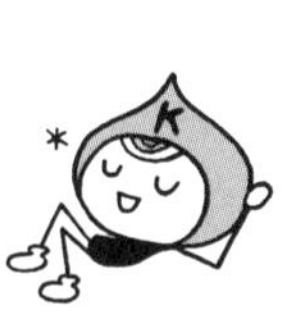

◎実証・二週間でケトン体はつくられ始める

ここまで示してきたように、胎児や新生児はケトン体をスムーズにつくっていても、成長してごはんやパン、甘いお菓子や清涼飲料水などの糖質をとるようになると、ケトン体はつくられなくなり、その存在は忘れ去られてしまいます。

しかし、体内でケトン体をつくれなくなったわけではありません。ブドウ糖がたくさんあるので、出番はないと休んでいるだけです。これを、**糖質を制限してケトン体がつくられる状態にすれば、誰でもすぐにケトン体をつくり出すようになります。**

それを証明する、いい例があります。典型的なメタボリックシンドロームである三六歳の男性を診察したときのことです。この男性は、血液中のインスリンの濃度が高く、インスリン抵抗性（インスリンが正しくはたらかなくなる状態）が生じていました。理由は明白です。

パンが好きで、朝も昼もパン、夜もパン、翌日の朝もパン、昼はちょっとごはんで……。これだけパンを食べていれば、血糖値は急上昇するどころの話ではありません。本人はまったく気がついていませんが、この男性の細胞は血糖値を急上昇させる食生活によってパニックに陥っていた（37ページ）のです。

私は、この男性にパンをやめるよう指導しました。ごはんも血糖値を上げるので控えてもらい、糖質全般の摂取量を少なくしたのです。

これを続けると、まずインスリンの数値が落ちてきました。糖質を摂取していないのでインスリンの出番がなくなり、かなり下がってきたのです。

それと同時に、ケトン体の血中濃度が上昇していきました。最初に検査したときに比べると、なんと一〇〇倍くらいまで上がっていたのです。生まれて三六年間、糖質に頼って生きてきても、たった二週間で、二〇〇〇万年前から存在しているのに眠ったままだったケトン体の代謝システムを動かせるようになったのです。

先にも述べたように、食糧難を生き残ったクロマニヨン人の子孫である私たちの細胞には、脂質からケトン体をつくる遺伝子プログラムがしっかり備わっているのです。

◎いま、自分の状態はどうなっているか

いま、自分の体のケトン体がどんな状態かは血液中の量を調べるとわかります。

ケトン体の血中濃度を測るには、専門の検査が受けられる医療機関を受診する必要があります。自宅で血糖値やケトン体の数値を測ることができる計測器や、尿をかけて出てくる色の変化で判断する試験紙もありますが、現在はどちらも糖尿病の治療のためのものとされています。

健康な人は保険適用で購入できませんが、手に入れたい場合は、糖質制限をすすめている自費診療の医療機関などで相談してみてはいかがでしょうか。

ケトン体の血中濃度が五〇〇～一〇〇〇μmol／ℓ程度になったら、ケトン体をエネルギー源として使い始めている状態、つまり、ケトン体質の入口に立っているといえるでしょう。そこからさらにケトン体がつくられるようながし、血中濃度を一〇〇〇～五〇〇〇μmol／ℓくらいまで上昇させると、望ましいケトン体の濃度に行き着きます。

これくらいケトン体がつくられていれば、ブドウ糖とケトン体をバランスよく使えているると考えられます。

ケトン体の濃度が一万μmol／ℓ以上になると、病的なレベルと診断されますが、これまで食事だけでケトン体の数値がここまで上昇した例は、一人もありません。

ただし、いま糖尿病の治療を受けている人は「ケトアシドーシス」という病的な状態に陥る危険性があるので、必ず主治医に相談しながら行なうようにしてください。

「糖尿病性ケトアシドーシス」とは、糖尿病が進行してブドウ糖を利用できなくなったときに遊離脂肪酸からケトン体を合成するようになって血液中のケトン体の血中濃度が高くなり、血液が酸性に傾いた状態（アシドーシス）のことです。これに陥ると意識障害を起こすことがあるので、糖尿病の人にとってケトン体の血中濃度が高くなりすぎるのは危険なことと認識されています。

厳密な糖質制限を行なうと、ケトン体の血中濃度は四〇〇〇～五〇〇〇μmol

／ℓを超えることもあります。医学書では、ここまでケトン体の血中濃度が上がると「危篤状態」と見なされます。糖代謝に異常が見られる人に起こるケトアシドーシスは、確かに危険です。そのため、糖尿病の治療を受けている人は、尿中のケトン体をチェックする必要があります。

このことから、ケトン体の数値が高すぎると異常であると思い込まれてきたのでしょう。

ケトン体についてくわしく知る前までは、私もケトン体は「糖尿病性ケトアシドーシス」を引き起こす物質であるという認識しかありませんでした。

しかし、実際にここまでケトン体の血中濃度が上がった人も、まったく問題なく日常生活を送っています。糖質を制限して体内でケトン体をつくるのは、体のあるべき反応であり、血液が酸性に傾く（アシドーシス）ことはありません。ケトン体は増えるので、ケトーシス状態になっていますが、ケトアシドーシスとは違います。

「ケトン体」はどれくらい必要か

「ケトン体の血中濃度」と健康状態

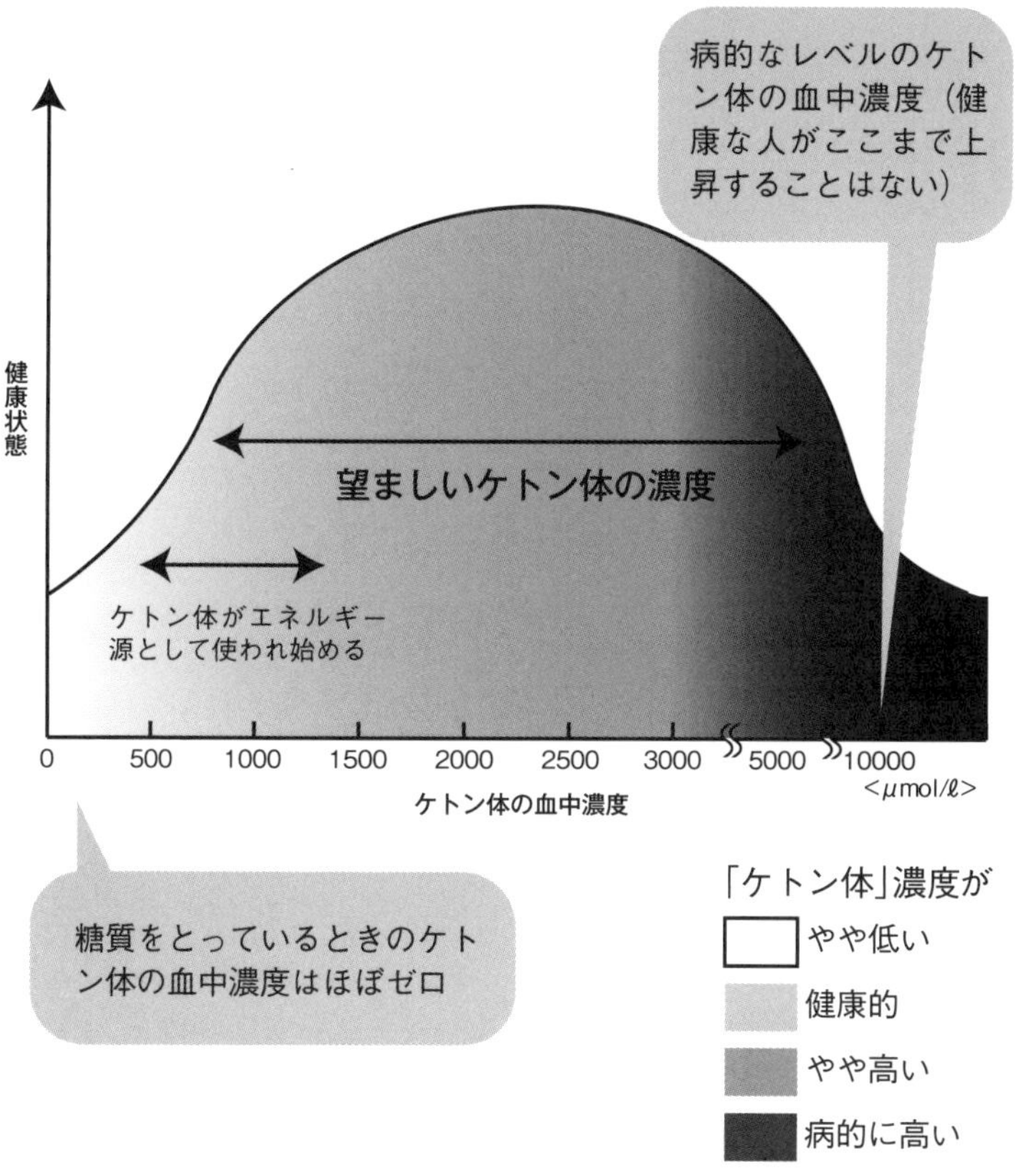

「The Art and Science of Low Carbohydrate Performance」（Jeff S.Volek and Stephen D.Phinnev）を一部改変

2章

「ケトン体質」がもたらす効果

●糖尿病、メタボ、肝臓病、認知症、うつ……

——これで数値がよくなる、薬がやめられる

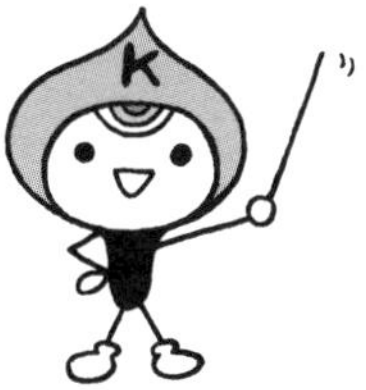

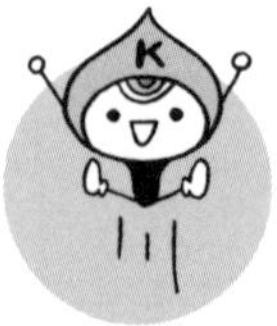

テレビ『世界ふしぎ発見！』で放映された「ケトン体」の効果

二〇一五年一月、ＴＢＳテレビ系の人気長寿番組『世界ふしぎ発見！』で、「人類の進化と歴史にヒントが！　最新ダイエット術大公開」という特集が組まれました。「肥満のミステリー」と題して、現代人が抱える肥満問題の解決策は、これまで人類の食事や生活にあるのでは、と検証していく内容です。

この番組内で、私の研究室での実験がとり上げられました。

「ケトン体がつくられるようになると私たちの体に何が起こるか」というテーマです。

今回は、一卵性双生児の兄弟（三〇代前半でともに若干太め）に協力してもらい、非常に説得力のあるデータが得られました。これまで、ケトン体に関するこうした研究はあまり報告されていなかったのですが、いままでの医学書には記載されていない、驚くような発見があったのです。

実験で双子に協力してもらったのは、同じ遺伝子を持つ二人に四週間、異なる食環境を与えて、表われる差が食事によるものであることを立証するためです。

異なる食環境とは、**「糖質をとるかとらないか」**ということです。

公正を期すために、二人にはくじを引いてもらい、兄には「糖質制限食」、弟には「これまでと同じ食事」を続けてもらうことになりました。

兄に行なってもらった「糖質制限食」とは、具体的には炭水化物をやめるだけ。ごはんやめん類を除いて、おかずだけを食べてもらいます。カロリーは制限しません。たとえば、焼肉弁当なら、ごはん以外は食べてOK。デザートはナッツ類にします。砂糖も炭水化物なので、甘いキャンディやチョコレートはNGなのです。

加えて、一日に一〇〇mlのココナッツオイルを摂取してもらいました。これは、体内でケトン体をスムーズにつくるためです（66ページ）。兄は、コーヒーに入れて飲んだり、サラダのドレッシングとしてこのココナッツオイルをとっていました。

実験を始めて一週間ごとに、二人には体重計測（体重とＢＭＩ）と血液検査を受けてもらいました。

血液検査では、「ケトン体の血中濃度」「インスリン抵抗性（44ページ）」「空腹時血糖値」「ＨｂＡ１ｃ値（ヘモグロビン・エイワンシー。過去一～二カ月間の血糖値の平均）」などを測ります。

結果、明白な差が表われました。

兄（糖質を制限してココナッツオイルを摂取）はケトン体がつくられるようになり、血液状態がかなり変化しました。

一方、弟（それまでと同じ食生活）には、特に目立った変化はありませんでした。

兄は食事から糖質を制限することによって、ケトン体がつくられる体に変わっていたのです。

食事を変えるだけでこの大差〈1〉

一卵性双生児の実験結果

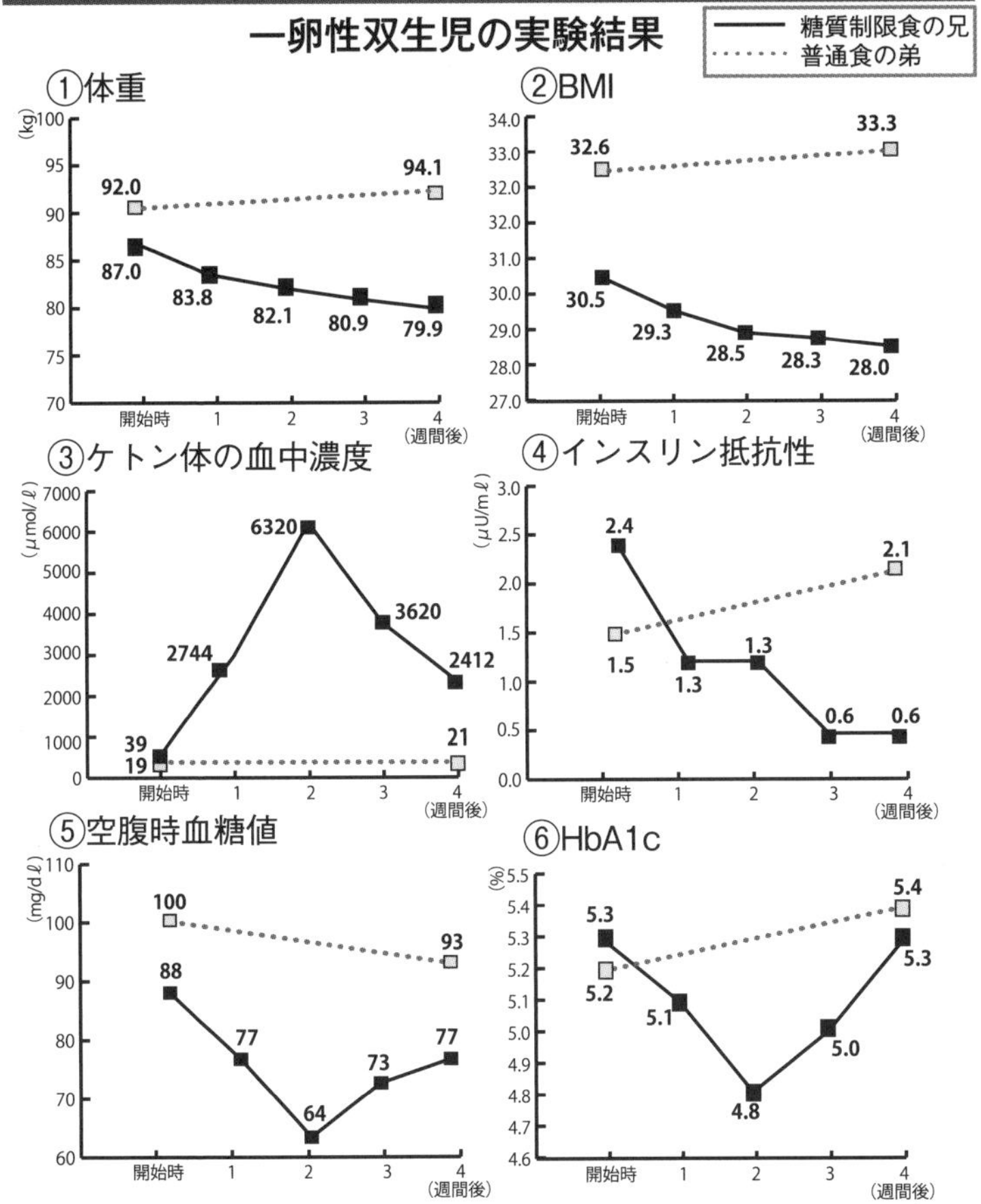

「糖質制限食＋ココナッツオイル」によって、体重減少だけでなく、
「ケトン体」がつくられていることがわかる

出典：①〜⑱順天堂大学大学院医学研究科加齢制御医学講座　白澤卓二

◎実験からの明白な事実――糖質を制限すると「ケトン体」がつくられる

検査結果グラフからは、兄の体に次のようなことが起きていることが読みとれます。まず、「ケトン体の血中濃度」は一時的に急上昇して、二週目にピークを迎え、その後、徐々に下がっています。このピークのときには、ケトン体が六〇〇〇μmol／ℓを超えて上昇していました。

今回のように糖質を厳密に制限すれば、体内の生理的な反応でケトン体の血中濃度が急上昇し、三週目以降にはその人にとってちょうどいいレベルに落ち着くのだろうと考えられます。

興味深いことに、「ケトン体の血中濃度」と相反するように、「空腹時血糖値」「HbA1c値」も変化しています。

ケトン体が急上昇したときには急激に減り、その後、ケトン体が減少していくと徐々に増えています。血糖値が下がった割合と、ケトン体の上昇した割合を足すと、ちょうど一定になるようにバランスをとっていることが読みとれるのです。

通常、これほど血糖値が下がると、意識を失うようなレベルですが、兄はそうはなりませんでした。ケトン体を使っているので、糖を必要としなかったのでしょう。

糖質制限食を続けた兄に感想を聞くと、旺盛だった食欲が低下し、コンビニに行ってもパンやごはんなど、糖質に目が行かなくなったとか。好きな食べ物は小松菜になったそうです。そして、八七キロから約八〇キロに体重が減った以上に、実感として体が軽くなって動きが速くなったような気がする、とも話していたのが印象的です。

ケトン体が六〇〇〇μmol／ℓ以上まで上がったということは、脳は六〇％くらいまでケトン体からエネルギーを得ていると考えられるでしょう。ブドウ糖の割合が半分以下になっているので、ケトン体で十分にエネルギーがまかなえているということになります。

これが「ケトン体質」です。兄が感想で話していたように、**ケトン体質になること**

によって、血液の状態がよくなり、脳のはたらきが変化し、糖質に対する欲求も抑えられたと考えられるのです。

今回の実験結果からわかった重要なことがもう一つあります。

それは、先にあげたように、ケトン体の血中濃度が上昇したときに、ケトン体が増えたぶんだけブドウ糖が減るという現象が起きていたこと。

つまり、1章でふれたように、私たちはブドウ糖とケトン体の両方をエネルギー源として使っていることが改めて確認されたということです。

理論的にはわかっていたことでしたが、数値としてこれほど明確に出たのは、私が行なった中では、この実験がはじめてでした。

前述したように、私たちの体には「ハイブリッドエンジン」が備わっているので、ブドウ糖（自動車でいうところのガソリン）がたっぷりあるときにはそちらを優先して使い、それを使い切ったときにはケトン体（同じく電気）を使うようになる、ということが改めて明らかになりました。

食事を変えるだけでこの大差〈2〉

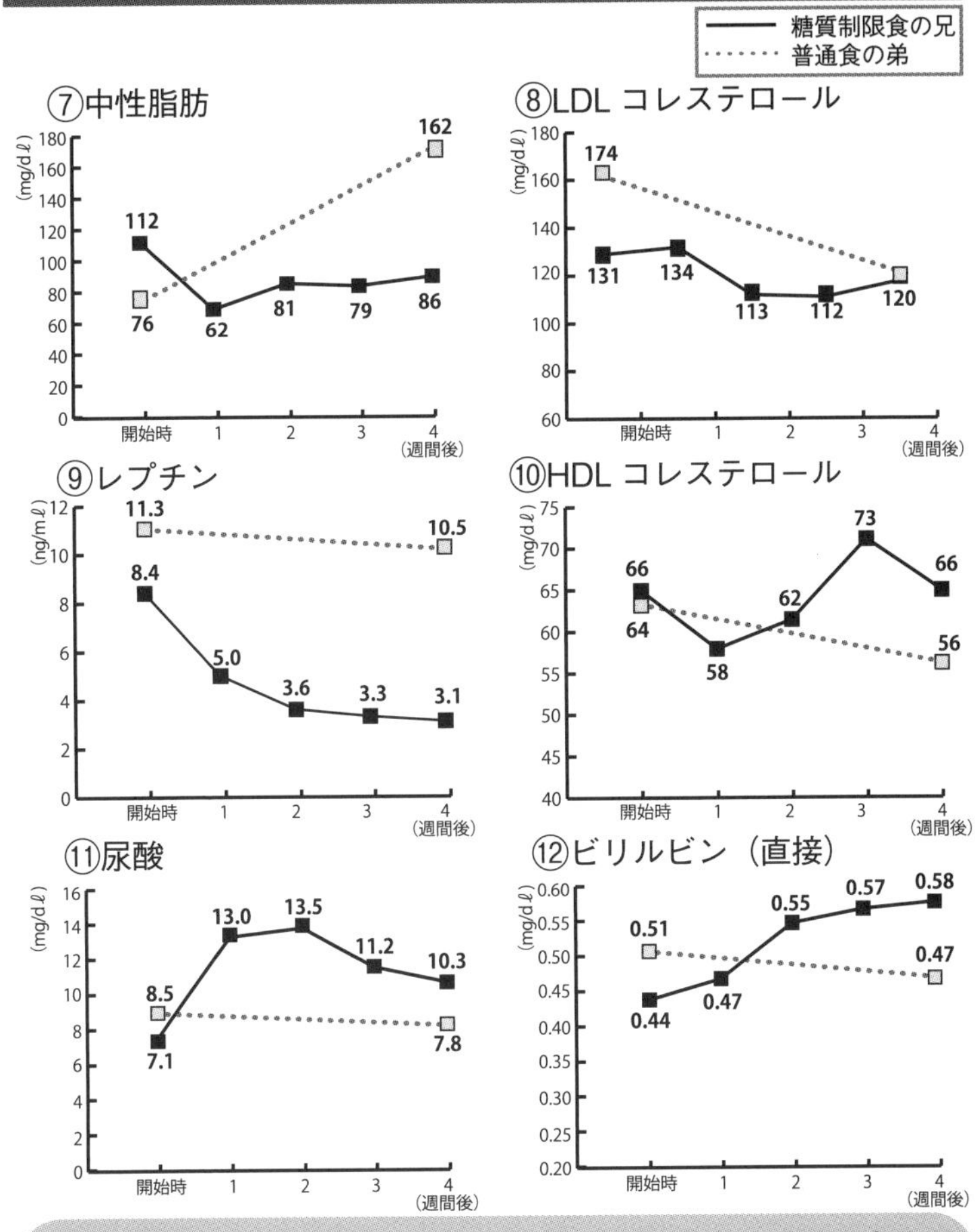

「糖質制限食＋ココナッツオイル」によって、メタボの改善や食欲が正常化していることがわかる

この実験からは「ケトン体質」になることで、次のようなさまざまな変化が体に起こることがわかります。

▽**肥満と血糖値が改善**（グラフ①・②・④・⑤・⑥）
▽**食欲が正常に**（グラフ④・⑨）
▽**メタボリックシンドロームの予防・改善**（グラフ⑤・⑦・⑧）
▽**肝機能の数値が変化**（グラフ⑬・⑭・⑮）
▽**尿酸とビリルビンの数値が変化**（グラフ⑪・⑫）
▽**短期間では変わらないはずの血液中の変化**（グラフ⑯・⑰・⑱）

実験結果は、これまでの動物実験のデータを裏づける内容だったり、これまでの常識がくつがえされるようなデータも示しています。ここからは、それぞれの効果について、一つずつ具体的に検証していきましょう。

食事を変えるだけでこの大差〈3〉

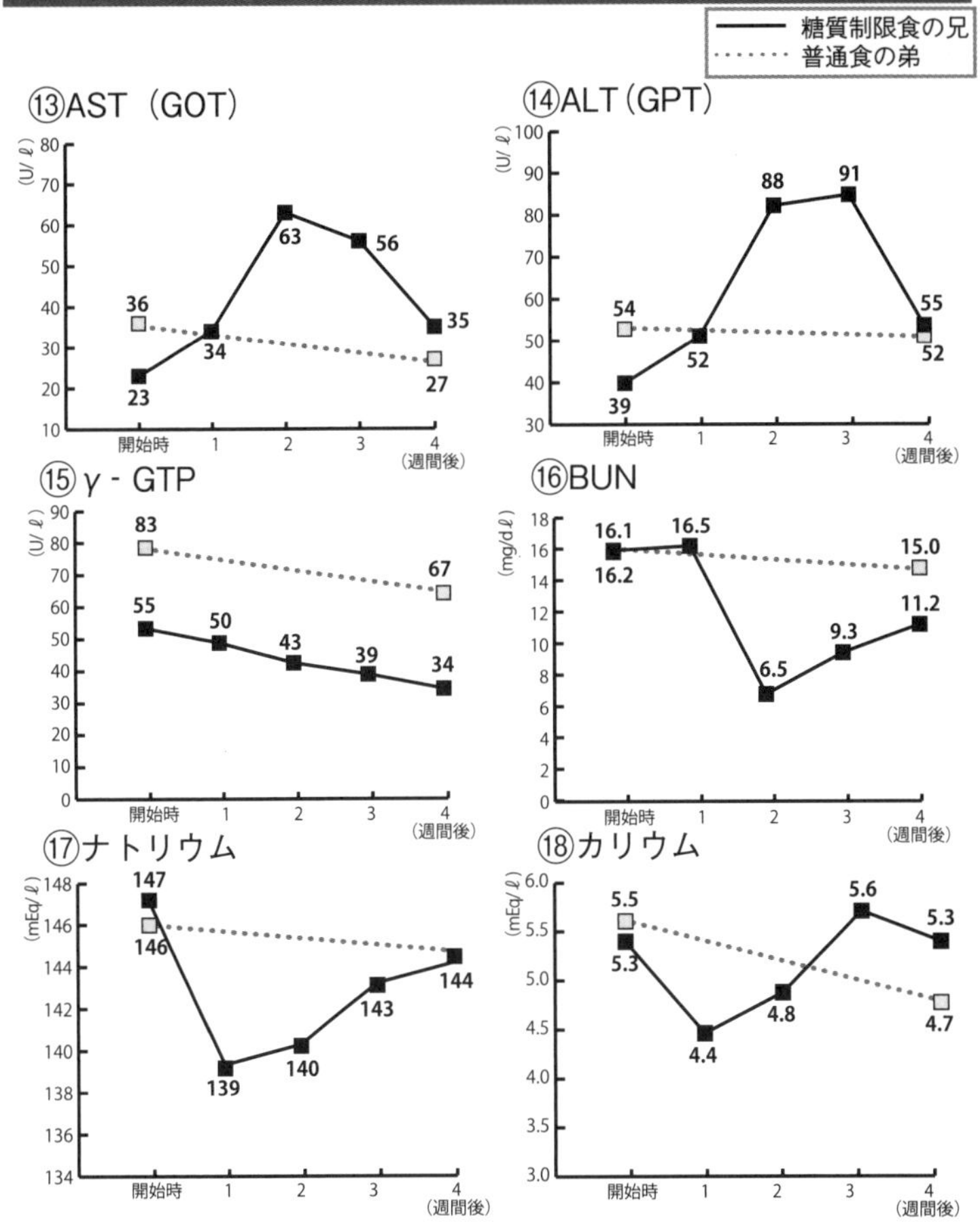

「糖質制限食＋ココナッツオイル」によって、肝機能の改善効果なども表われている

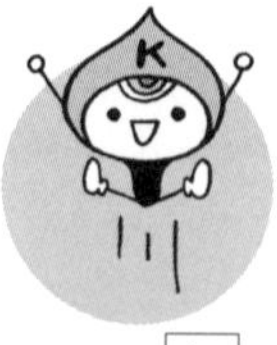

ケトン体質がもたらすメリット①

肥満と血糖値が改善（グラフ①・②・④・⑤・⑥）

テレビ『世界ふしぎ発見！』でとり上げた実験のように、糖質を制限して、ケトン体の血中濃度が上昇すると、体重とＢＭＩが右肩下がりに落ちていっています。

今回の実験例の場合、始めて四週間たって、まだやや肥満ぎみとはいえ、開始当初に比べると肥満がかなり改善されていることがわかります。おそらく、内臓脂肪の量もかなり減っているでしょう。

空腹時血糖値やＨｂＡ１ｃ、インスリンはわかりやすく変化しています。

血糖値で注目したのはインスリン抵抗性です。もともと糖尿病ではないので、血糖値に異常はありませんでしたが、インスリン抵抗性はかなり高い数値を示していました。二・五以上でインスリン抵抗性があるとされますが、実験開始当初はそれに近い二・四です。

四週間後には、これが〇・六まで低下しているので、インスリン抵抗性がかなり改善されていることがわかります。インスリン抵抗性は一・六以下で正常とされるので、ケトン体を合成することで、インスリンのはたらきがかなりよくなっていることがわかります。

インスリン抵抗性が改善されると、内臓脂肪の蓄積予防にもつながります。

今回の実験以外でも、糖尿病の人には糖質制限とココナッツオイルの摂取をすすめています。始めると、明らかに血糖値をはじめとする数値が好転しているので、**ケトン体が糖尿病の予防・改善に劇的な効果がある**ことは間違いありません。

実行された人の中には、一〇年続けていたインスリン注射をやめてもHbA1cが六％台と安定している、薬をのまなくても血糖値をよい状態に保てるようになった、という報告もたくさん聞いています。

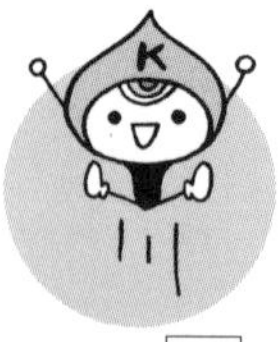

ケトン体質がもたらすメリット②

食欲が正常に（グラフ④・⑨）

今回の実験で興味深かった数値の変化が、もう一つあります。それは、レプチンとインスリン抵抗性が、それぞれ実験開始当初に比べてほぼ三分の一にまで低下していることです。

レプチンは食欲を抑制するホルモンですが、なんらかの要因で効かなくなる（レプチン抵抗性）と血中濃度がだんだん上がっていきます。そうなると食べても満足感が得にくくなり、食欲が止まらず食べすぎてしまう状態に陥ってしまうのです。

今回の実験では、レプチン抵抗性が明白に改善されています。ここまでレプチンの数値が落ちれば、**食欲は正常にリセットされ、異常な食欲に悩まされなくなっている**でしょう。先にも述べたように、本人に確かめると実験を開始した直後は食欲が強く、いろいろ食べたくてしょうがなかったそうですが、しばらく続けると、**甘いお菓子やパン、ごはんなどへの興味が明らかに弱まった**そうです。

ケトン体が食欲を抑制するということは、マウスの実験ではすでに確認されていました。メカニズムとしては、マウスの脳の視床下部というところの代謝が、ブドウ糖からケトン体に置き換わることで食欲中枢にブロックがかかり、食欲が抑制されると考えられています。今回の実験データでは、ケトン体が合成されるとヒトでも「食欲が抑制される」ことが確認できたと考えてもいいのではないでしょうか。

レプチンと同時にインスリン抵抗性も改善しています。これは内臓脂肪の減少、メタボの改善につながったということです。

3章でくわしく述べますが、内臓脂肪が減ると、脂肪細胞からアディポネクチンやPAI‐1などの善玉ホルモンの分泌がうながされ、悪玉ホルモンの分泌が抑制されていきます。これが、糖尿病や脂質異常症、高血圧などの予防につながります。

このように、内臓脂肪が減ることで、さまざまな問題が改善されていくのです。

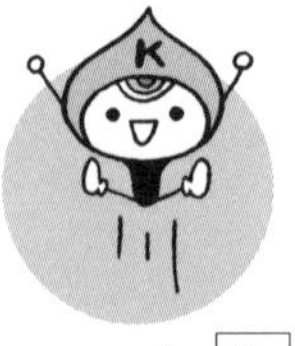

ケトン体質がもたらすメリット③

メタボリックシンドロームの予防・改善（グラフ⑤・⑦・⑧）

今回の実験では、一日に摂取するココナッツオイルの量を一〇〇㎖とかなり多くしています。このように脂質をたくさんとると、中性脂肪やコレステロールなど血液中の脂質が高くなるのでは、と心配する人もいるでしょう。

今回の糖質制限を実行した双子の兄は、もともと、血液中の脂質の数字に異常はなく、実験を続ける中で脂質をたくさんとっていても、ＬＤＬコレステロールや中性脂肪は上昇しませんでした。

ココナッツオイルは消化・分解されやすく、体内にたまりにくい油なので、たくさんとってもコレステロールや中性脂肪は高くなりません。おそらく、ほかの油と比べて代謝過程が異なるからでしょう。

もし、ケトン体を合成するために食生活を変えて、コレステロールや中性脂肪が上昇しているとしたら、それはケトン体とは別のところでの問題だと考えられます。肉や植物油など、ココナッツオイル以外の油（140ページ）をたくさんとっていないかチェックしてみてください。

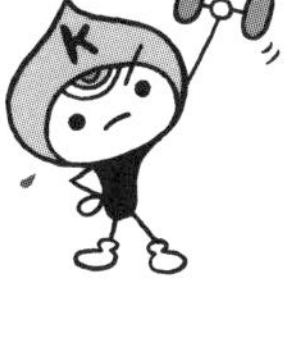

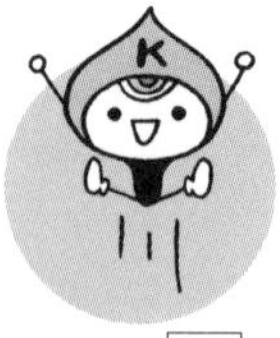

ケトン体質がもたらすメリット④

動脈硬化の予防・改善（脳卒中・心筋梗塞の予防）

ケトン体がつくられるようになると、血糖値の急上昇がなくなります。血糖値の急上昇は動脈硬化を進行させる大きな要因なので、それがなくなるということはイコール、ケトン体質になることが動脈硬化の予防に役立っていることになります。

さらに、ケトン体は体内の脂肪からつくられるので、それまで体内にため込まれた脂肪をどんどん燃焼させます。そうなれば、**血圧の上昇、脂質代謝異常、動脈硬化などを引き起こしている内臓脂肪が減り、いっそうのリスク低下**につながります。老化や病気の予防にも役立つでしょう。糖質を制限してケトン体をつくるということは、インスリンのムダな分泌量を減らす点からも、若返りや病気予防に一役買っているのです。

「ケトン体」がメタボの解決につながる

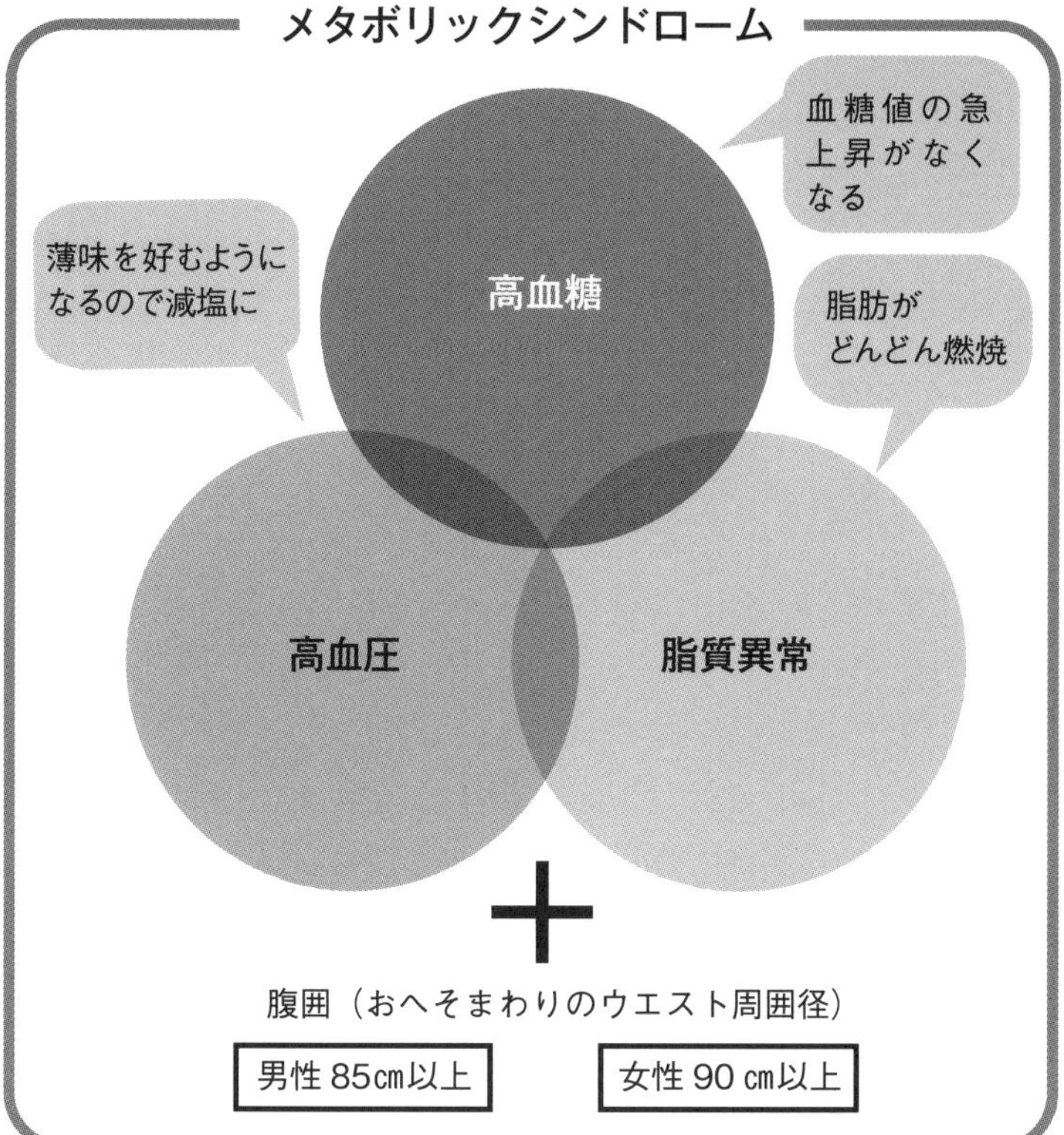

内臓周辺に脂肪がついていると高血糖、高血圧、脂質異常が起きやすいので、腹囲がメタボリックシンドロームの診断基準のひとつとなっている。その内臓脂肪をどんどん燃やすのが「ケトン体」

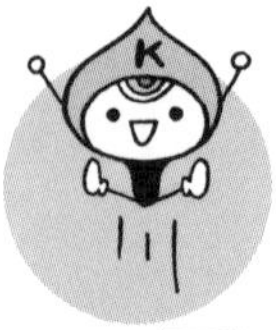

ケトン体質がもたらすメリット⑤

認知症の予防・改善

前述の『世界ふしぎ発見！』で放映された内容は、ケトン体質による肥満や糖尿病などの病気予防・改善の効果だけではありませんでした。

番組の後半部分で特集されたのは、ケトン体質になることによって、認知機能が改善し、アルツハイマー病の症状軽減が起きているというレポートです。

番組の実験でも使われた**ココナッツオイルを摂取すると認知機能が改善する**ことは、アメリカのメアリー・T・ニューポート博士の著書で明らかにされています。

ニューポート博士の夫は若年性アルツハイマー病を患っていました。

博士は、ココナッツオイルに含まれる中鎖脂肪酸の効能の記事を見て、半信半疑で夫に食べさせたところ、知能テストの点数が前日の一四から一八に劇的に改善し、歩けなかった夫が独りで歩き出した、というのです。

この事実を公表した博士のもとには、同じようにアルツハイマー患者の介護をしている人たちからの報告が寄せられ、一八四人のうち一六七人が何らかの改善を示していたのです。改善率はなんと九一％にのぼります。専門家もこの現象に注目し、博士の地元、南カリフォルニア大学で研究が進められているのです。

なぜ、ココナッツオイルがアルツハイマー病の改善につながるのでしょうか。

普通、脳はブドウ糖をエネルギー源としていますが、アルツハイマー病になると、脳がそのブドウ糖を上手に使えない状態になります。つまり、脳に栄養が行かないために、自動車でいうところの「ガス欠」状態になり、脳がはたらかなくなっているのです。そこに、ブドウ糖に変わるエネルギー源であるケトン体が届けば、脳は再びはたらき出す——というメカニズムが考えられているのです。

私も認知症には、ココナッツオイルをすすめていますが、実際に「認知機能が回復した」「コミュニケーションがとれるようになった」など、劇的に改善したという報告をたくさんいただいています。

認知機能の改善には、**一日に大さじ二杯のココナッツオイルをとるといい**とされています。ここで重要なのは、ココナッツオイルをどれくらい摂取するかというよりも、ケトン体の血中濃度が上昇するかで認知機能の改善度が変わるということ。一般的に、ケトン体の血中濃度が高いほど認知機能の改善度もいいことがわかっています。

次のグラフは、アメリカの研究者、サミュエル・T・ヘンダーソン氏が二〇〇八年に発表した論文のデータです。

実験では、認知機能障害が見られる二〇名を対象に、ケトン体の血中濃度と認知機能がどの程度、改善したのかを調べました。

ケトン体の血中濃度が五〇〇μmol／ℓ程度まで上昇すると、認知機能がかなり改善しています。中には、二〇〇μmol／ℓ以下でも認知機能が改善しているケースがあったり、症状が改善しないケースもあり、また、改善するスピードにも個人差があるので、希望を捨てずに「ケトン体質」になることを続けることが重要でしょう。

「ケトン体」は認知症の予防・改善に

ケトン体の血中濃度と認知機能の改善度

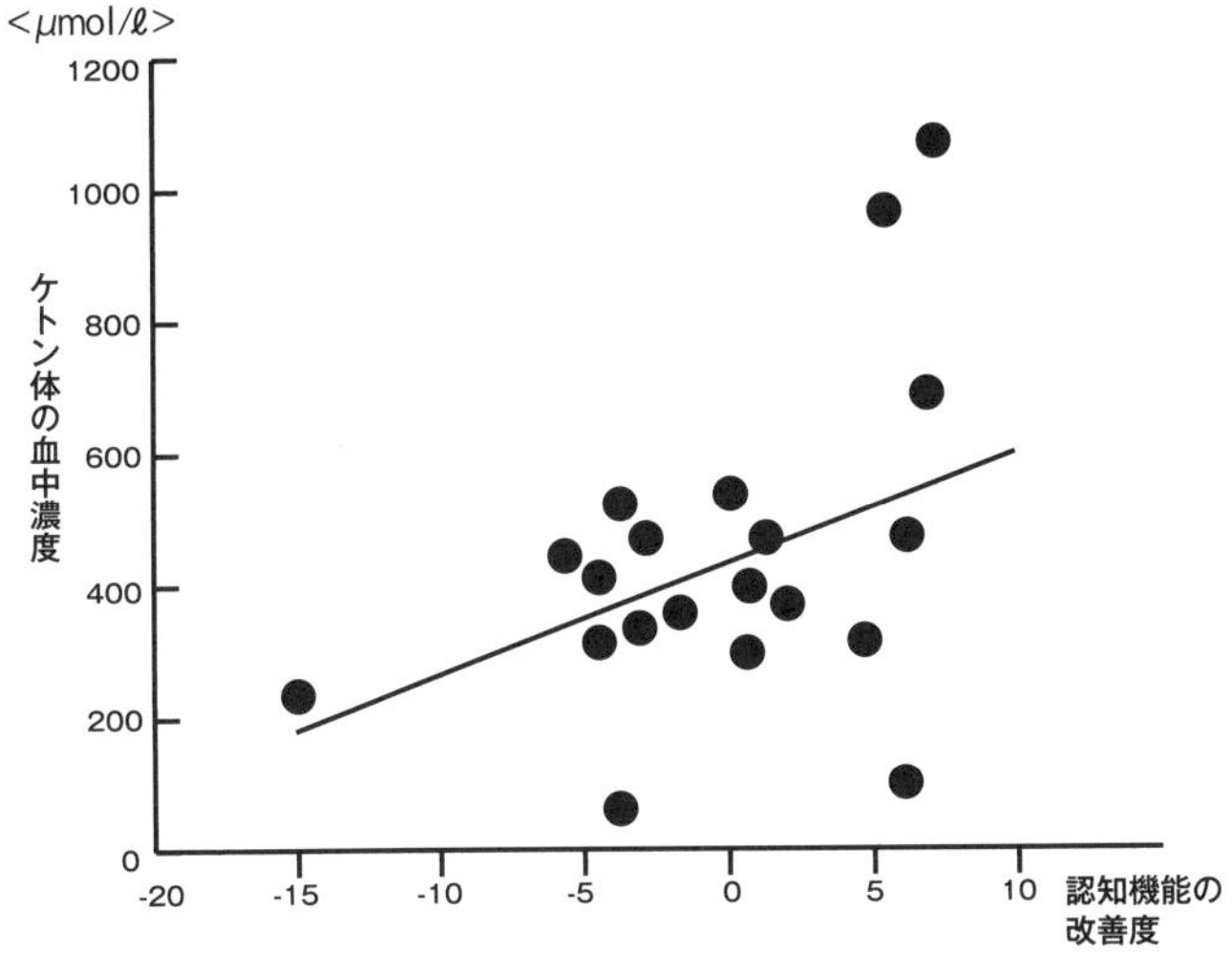

「vol.5, 470-480 July 2008 The American Society for Experimental Neuro Therapeutics, Inc」より

個人差はあるが、ケトン体の血中濃度が上がると認知機能が改善することが見てとれる

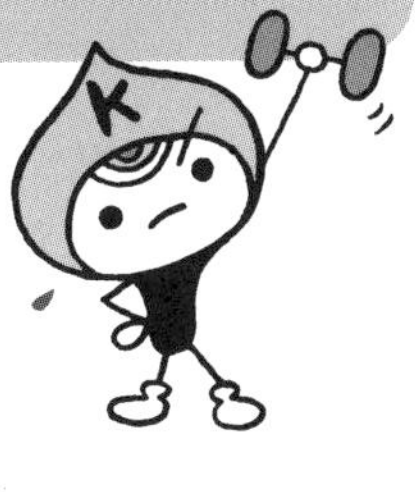

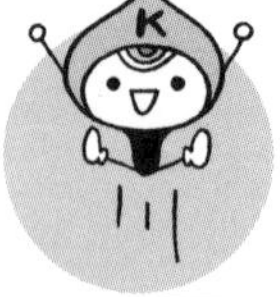

ケトン体質になった証拠①

肝機能の数値が変化（グラフ⑬・⑭・⑮）

ここからは、ケトン体がつくられるときに、ふだんとは違うどんな反応が起きているのかをまとめておきましょう。

『世界ふしぎ発見！』での実験では、ケトン体の血中濃度が高くなった二週目と三週目に、ＡＳＴ（ＧＯＴ）とＡＬＴ（ＧＰＴ）の数値が高くなっていました。

ＡＳＴとＡＬＴがここまで高くなると、一般には肝機能障害と診断されます。たとえば、肝炎や脂肪肝です。アルコールの飲みすぎで肝臓に炎症が起こっているときは、ＡＳＴとＡＬＴが高くなります。

ただ、私が見たかぎり、この双子の兄のＡＳＴとＡＬＴの数値は高くなっていても、それが病的な状態とは考えられませんでした。

なぜこのような状態になっているのでしょうか。専門的になりますが、メカニズムから考えると、ケトン体が六〇〇〇μmol／ℓ以上まで上昇しているとき、体内ではかなりの脂肪を燃焼しています。体内に蓄えられている内臓脂肪や皮下脂肪の中性脂肪をどんどん分解してケトン体をつくっているわけです。

そして、この分解した脂肪の一部が、一時的に肝臓にためられているのではないか――肝臓に脂肪を蓄積しているので、脂肪肝ということになり、ASTとALTが上昇したのではないかと推察しました。

この脂肪肝が病的な状態かというと、私は違うと考えています。

通常、病的な脂肪肝になるとγ《ガンマ》‐GTPも上昇するのですが、今回のケースではγ‐GTPは下がっています。炎症が起こっていないということですから、ケトン体をつくるようになると「健全な脂肪肝」という状態があり得るのではないかと考えられるのです。

この場合、肝臓に脂肪をためているのは、中性脂肪をため込む場所が脂肪細胞から肝臓に変わっただけ。ブドウ糖が肝臓にグリコーゲンをため込むのと同じように、脂肪を肝臓にため込んでいると考えられます。


渡り鳥のことを考えてみてください。体の大きさから考えると、信じられないくらい長距離を飛ぶ渡り鳥は、渡りに飛び立つ前に肝臓に脂肪をため込みます。

もし、渡り鳥がブドウ糖をエネルギー源にしていたら、飛んでいる途中でエネルギー不足に陥って墜落してしまうでしょう。

渡り鳥は長時間飛び続けるために、体内にため込んだ脂肪をエネルギー源に変えています。だから、何も食べなくてもずっと飛び続けられるのです。

まさに、これと同じことが私たちの体内でも起こっているのではないでしょうか。

ケトン体をつくっているときに、肝臓に脂肪がたまるのは生理的な反応であると考えれば、食事を脂質中心にシフトしてケトン体をつくることで生じた、「健全な脂肪肝」と考えていいのではないか、今回の実験結果からそう推察できます。

これまで、健康診断で脂肪肝と診断された人の中には、食べすぎや飲みすぎによる病的な脂肪肝ではなく、脂質からエネルギーをつくっている非常に健康的な状態で、肝臓に脂肪をため込んでいるケースもあるかもしれません。

この実験結果には私も驚きました。

もし、この仮説が正しいとすると、これまで「飲みすぎ、食べすぎです」と指摘されてきた脂肪肝の中に、相当数、健全な脂肪肝が含まれているかもしれないのですから……。

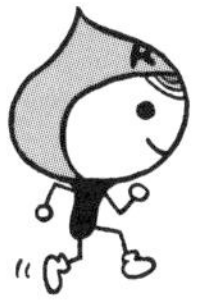

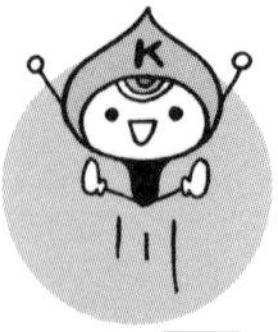

ケトン体質になった証拠②

尿酸とビリルビンの数値が変化（グラフ⑪・⑫）

もう一つの大きな発見は、ビリルビンと尿酸値が上昇している点です。

この発見はいままでの検査数値と病気の関係を根底からくつがえす可能性があるものです。

まず、ビリルビンの数値についてです。

医学の常識では、ビリルビンが上昇するのは肝機能が低下したり、赤血球が溶血したりしているときで、体にとってはあまりいい状態ではないとされています。今回の実験による数値は病的だと判断されるくらい高い数値です。

ただ、一般の健康診断などでは、肝機能も低下していないし、赤血球にも異常がないのにビリルビンが高い人がいます。これまでは数値が高くなる理由がわからず、謎だったのですが、今回の実験結果を踏まえると、どうやら**ケトン体の血中濃度が高い状態でビリルビンが上昇するのは、生理的な反応ではないか**と考えられるのです。

尿酸の数値もかなり上がっています。

二倍とまではいきませんが、七・一から一三・五までの上昇です。ふつうに内科を受診すると高尿酸血症と診断されるくらい高い数値です。

尿酸の数値が一三・〇まで上昇してしまうと、一般的には薬が処方されます。ただ、私はこの尿酸値も病的なものではないと考えています。

これまで、たくさんの痛風の人を診てきましたが、発作と尿酸の数値にはあまり関係がないのでは、と実感していたからです。尿酸の数値がかなり高くても痛風発作を起こさない人もいる一方、逆に数値が低くても痛風発作に悩まされている人もおり、**痛風発作は尿酸とは別の要因があるのではないだろうか**と感じていたのです。

ケトン体も、もともとは「体に悪いもの」という扱いをされていました。なぜなら、糖尿病が進行したときに、その数値が大きくなるからです。

これはケトン体そのものが悪いのではなく、糖尿病が進行してブドウ糖の代謝ができなくなり、ケトン体にエネルギーを依存するようになった病的な状態が問題だったのです。糖尿病の状態であっても、〝生命を維持するために〟つくられたケトン体は「たまたまそこにいただけ」で、悪者と認定されたのです。

これは動脈硬化におけるコレステロールも同じです。

コレステロールも本来は血管の炎症を抑えるためにはたらいています。ところが炎症がひどく、キャパシティを超えてしまうと、血管壁に沈着して動脈硬化を起こしてしまいます。

たとえていえば、火事の火を消すために、真っ先に現場に向かって消火活動をしていた消防士（ケトン体・コレステロール）が、火災現場にいつもいるために、放火犯（ケトアシドーシス＝炎症を起こしている犯人）と間違えられてしまったようなものでしょう。

ケトン体もコレステロールも、それ自体が悪いわけではありません。おそらく、**ビ**

リルビンや尿酸も同じではないかと考えられるのです。

尿酸とビリルビンが同じように高くなっていることから、次のような仮説が考えられます。

血液中の成分で、活性酸素を無害化する抗酸化物質はこの尿酸とビリルビンです。特に尿酸は血液中でもっとも作用の強い抗酸化物質で、血液中の抗酸化力の半分以上をつかさどっているといわれています。

尿酸の抗酸化力はビタミンC以上（83ページ上段グラフ）なので、ケトン体をつくっているときに尿酸値が高くなるのは病的なことではなく、酸化ストレスに強くなっている状態と考えられます。

ケトン体がつくられるときに、なんらかのメカニズムで抗酸化力を上げているのではないでしょうか。

先ほどのASTやALTと同じように、健康診断などで尿酸値が高いと指摘された人の中には、病的に尿酸が上がっている人と、ケトン体をつくって抗酸化力が上がったことで、数値が上昇している人がいると考えられます。

尿酸に関連する興味深い論文もあります。

ハーバード・メディカル・スクールの研究班がイギリスの大規模臨床データを検証した結果、痛風の人とそうでない人のアルツハイマー型認知症を発症するリスクを比べたところ、痛風の人のほうがアルツハイマー型認知症を発症する率が少なかったことがわかりました（左ページ下段グラフ）。

その報告によると追跡調査の期間中に、痛風を患っている人（五万九二二四人）のうち三〇九人と、痛風でない人（二三万八八〇五人）のうち一九四二人が、アルツハイマー型認知症を発症しました。一〇〇〇人／一年当たりのアルツハイマー型認知症の発症率は痛風の人で一・〇人、痛風でない人で一・五人という結果が出たのです。

パーキンソン病の研究などでも、尿酸の神経保護作用が注目されていると聞きます。尿酸が体内でどんなはたらきを担っているのか、もっとくわしくわかってきたときには、もしかしたら「抗尿酸血症」という病気は存在しなくなるかもしれません。

「ケトン体」と尿酸値・痛風の関係

ビタミンCと尿酸の抗酸化力

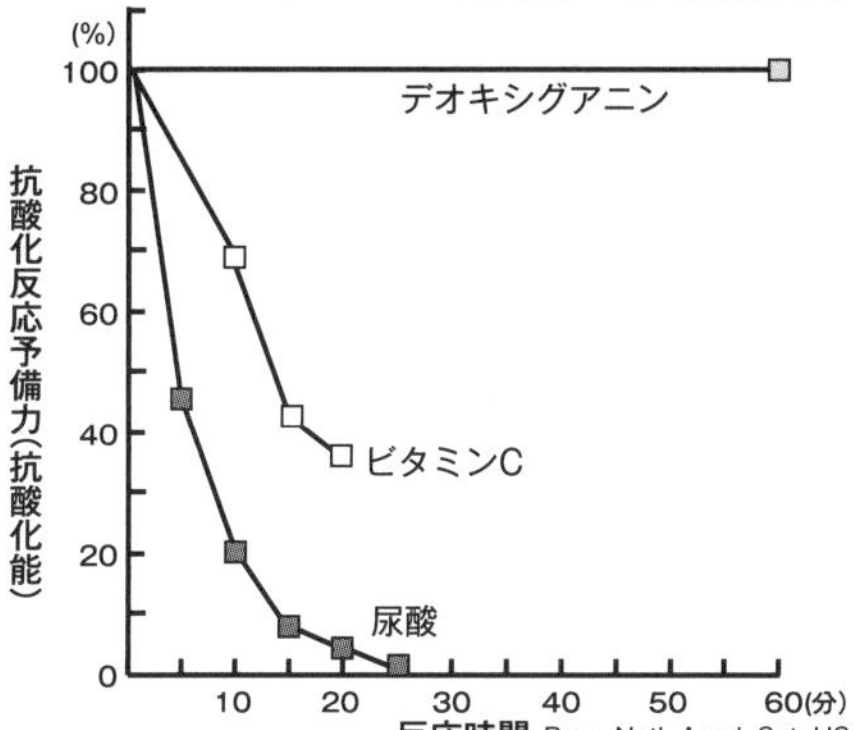

Proc, Natl, Acad, Sct, USA 78(1981)

尿酸はビタミンCよりも強力な抗酸化物質

痛風とアルツハイマー病との発病関係

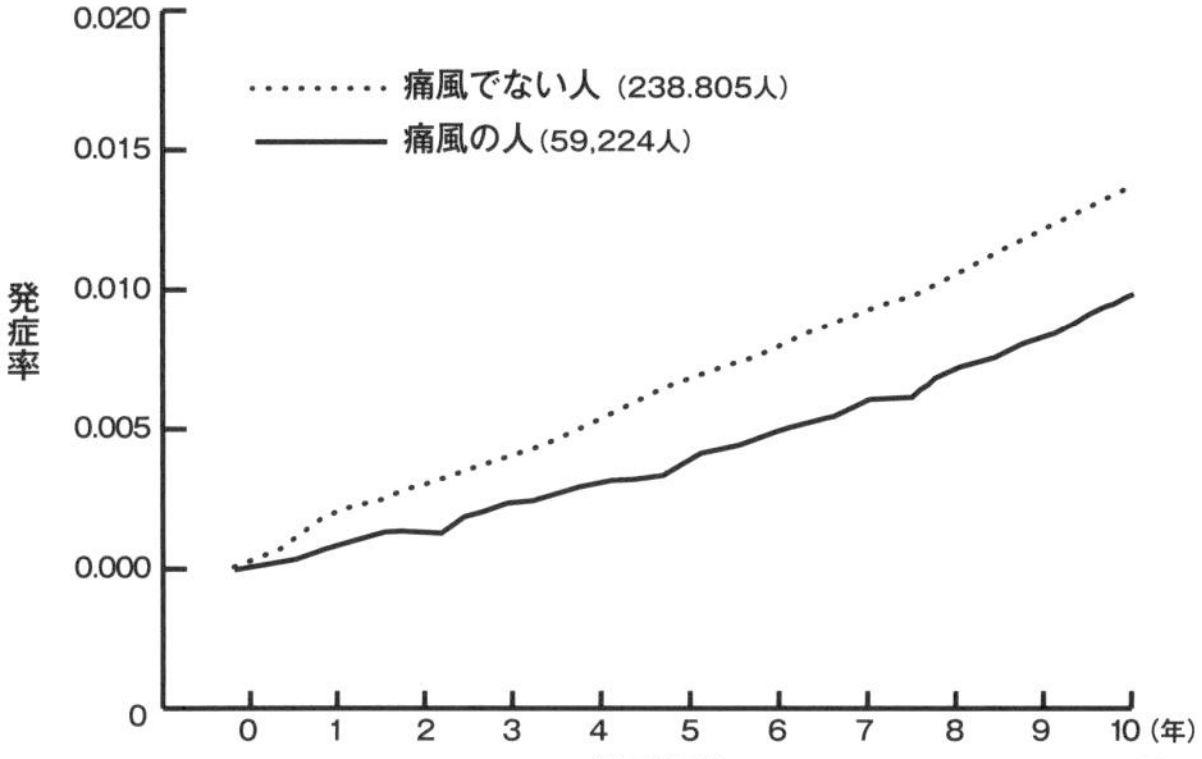

Lu N, et al, Ann Rheum Dis 2015;0:1-5, doi:10,1136/annrheumdis-2014-206917

痛風患者はアルツハイマー型認知症の発症リスクが低い

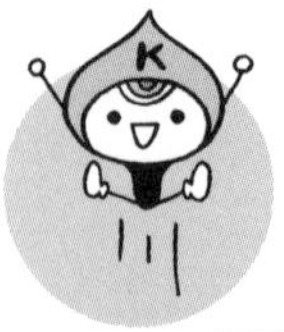

ケトン体質になった証拠③

短期間では変わらないはずの血液中の変化（グラフ⑯・⑰・⑱）

肝機能の数値や尿酸以外に、もう一つ注目したのはＢＵＮ（尿素窒素）の変化です。ＢＵＮとは腎機能をチェックする検査で、タンパク質を分解したときに増える物質です。

今回の実験では、ＢＵＮが二週目から下がっています。これはケトン体がつくられているときに、分解しているタンパク質の量が減っていることを示しています。

エネルギー源をブドウ糖に頼っているときは、肝臓にため込んでいるグリコーゲンを使い切ると、タンパク質を分解してブドウ糖をつくり出します（糖新生）。

食事と食事の間隔が長くあいてしまったり、眠っている間など長時間食事をしなかったりするときには、この糖新生というメカニズムでブドウ糖をつくっているのです。

糖質を制限して、ケトン体をつくるようになれば、必要とするブドウ糖の量が減ります。血糖値も安定しているので、タンパク質を分解してまでブドウ糖をつくる必要はありません。

なので、ＢＵＮの値が下がっているのでしょう。

ケトン体がつくられるようになると、脂肪が燃えて効率よくエネルギー源として使われるため、体内のタンパク質を分解しなくなる証拠だと考えられるのです。

もう一つ注目すべき数値があります。

ＢＵＮだけでなく、ナトリウムやカリウムなどもいっしょに下がっていますが、通常、これらの数値が一週間といった短期間で変化することはほとんどありません。

おそらく、ケトン体の血中濃度が急激に上昇した、つまり、いままでに血液中に存在しなかったものが急激に増えたので、血液の粘性が少し高くなり、それを改善するために、腎臓がナトリウムやカリウムの排せつをうながして、血液中の浸透圧を維持しようとしたのではないかと推察しています。

三週目あたりになると、ケトン体の血中濃度がやや下がって安定し、それに伴ってBUNやナトリウム、カリウムなどほかの数値も安定しています。

わかりやすくいうと、**ケトン体がどんどんつくられたので、血液がドロドロにならないよう腎臓がナトリウムやカリウムなどを捨てて調整していた**のではないかと考えられるのです。

ケトン体を合成すると体内の代謝システムが、このようにガラッと変わります。

それによってさまざまな反応が起こっているのかもしれません。もしかしたら、今回わかったこと以外にも何かあるのかもしれません。ケトン体についての研究はまだ始まったばかりです。

3章

頭と体の老化を加速させる「3つの悪い食事」

——①過剰な糖質、②グルテン（小麦）、③油のバランス

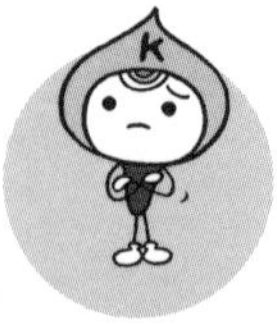

「糖質のとりすぎ」が過剰な炎症を招く

――「ぽっこりおなか」が体内に害悪をまき散らしている

ここからは、どんな食べ物が病気を招くのか、なぜ食事が病気を招くのかについてお話しします。ちょっと難しくなるかもしれませんが、私たちがふだんから口にしている食事が健康長寿をどれだけ左右するかに改めて驚かされるでしょう。

なんだか年々体重が増えていく。そんな太り方で、まっさきに脂肪がつくのはおなかまわりです。体重はそれほど変わっていないのに、おなかにだけ脂肪がついてぽっこり出てしまっている……。

実は、この「ぽっこりおなか」は、若さと健康を奪う憎むべき敵です。

おなかまわりの脂肪は、年をとっても元気で若々しく過ごせるか、認知症や脳卒中などになるかを左右するといってもいいくらいです。

なぜなら、**おなかまわりに脂肪がたまればたまるほど、老化は加速し、病気のリスクが明らかに高くなる**からです。

このやっかいな内臓脂肪がたまるのは、ごはんやパン、めん、砂糖など、「糖質のとりすぎ」が最大の原因です。いますぐ食生活を見直さなければなりません。

では、なぜ、内臓脂肪が老化を加速させ、病気のリスクを高めるのでしょうか。

◎全身の老化や病気につながる「過剰な炎症」とは

内臓脂肪とは言葉のとおり、内臓の周囲についている脂肪のことです。

よい側面としては、内臓を包み込むようにして大切な臓器を守っていることと、エネルギーの貯蔵庫という大切な役割があります。

これまでの医学では、脂肪細胞は食事で過剰に摂取したエネルギーを、栄養がとれなくなったときのために蓄積する「貯蔵庫」だと考えられてきました。

ところが、最新の研究で、脂肪細胞、中でも内臓脂肪は複雑で高度なホルモン分泌機能を担っていることがわかりました。

実際に、**脂肪細胞はさまざまなホルモンを分泌しています。**

代表的なものが、高血圧や糖尿病、動脈硬化などの予防に役立つアディポネクチンと食欲を抑制するレプチンで、これらは健康長寿に役立つことから「善玉ホルモン」と呼ばれています。

一方で、PAI-1、TNF-α《アルファ》、アンジオテンシノーゲンなど、血管を収縮させて血圧を上昇させたり、血栓（血液の塊《かたまり》）をできやすくしたり、血糖値を上昇させたりするホルモンも分泌されています。これらは過剰に分泌されると動脈硬化や糖尿病を進行させるため、「悪玉ホルモン」と呼ばれています。

これらのホルモンにいま、注目が集まっているのは、それが体内で「過剰な炎症」を起こすことにつながっているからです。

ここでいう「炎症」とは、私たちの体内で起こる反応です。たとえば、虫に刺されたところが赤く腫《は》れたり、激しい運動をしたあとで筋肉痛になったりするのと同様、体が自分の身を守ろうとする反応なので、本来は問題はなく、むしろ、体を守るために必要な生理的な反応です。

問題は、この炎症が過剰になり、コントロールできなくなることです。

自然な炎症は一定期間が過ぎると落ち着き、治ります。

ところが、なんらかの要因で体内に常に炎症反応が続いた状態に陥ると、炎症は体を守るという本来の目的から外れ、細胞に有害な物質をつくるようになってしまいます。これらは細胞の機能を低下させ、やがて細胞を破壊してしまうのです。

たとえば、老化現象で病気につながる恐い動脈硬化も、炎症が関係します。

わかりやすくいうと、血管壁に過剰な炎症が起こり、血管のしなやかさが失われてかたく、もろくなり、内腔《ないくう》が狭くなった状態が動脈硬化なのです。もろくなった血管が切れたり、狭くなった血管に血栓がつまったりすると、脳卒中や心臓病など深刻な病気を引き起こすことはご存じでしょう。

これらは寝たきりを招き、寿命を短くします。血管で起こる過剰な炎症は、健康長寿を脅かす大きな要因となるのです。

先の「善玉ホルモン」（アディポネクチン）がきちんと分泌されていると血管の過剰な炎症は起こりにくく動脈硬化は抑制されていますが、「悪玉ホルモン」（ＴＮＦ‐α）が増えると血管の炎症がうながされて動脈硬化が進行してしまうのです。

このバランスに内臓脂肪が関係しています。適度に内臓脂肪がついている場合は、善玉ホルモンと悪玉ホルモンがちょうどよく分泌されるのですが、**内臓脂肪が過度につくと善玉ホルモンの分泌が減って、悪玉ホルモンの分泌が増えてしまいます。**

それだけではありません。

内臓脂肪はそれ自体が炎症を起こしていて、脂肪細胞そのものが異常な炎症性物質を大量に発しています。それが肝臓に送られると、肝臓は新たな炎症シグナルを発生し、異常なタンパク質をつくります。内臓脂肪が多ければ多いほど、こうした炎症シグナルや異常なタンパク質が血液中に増えることがわかっています。

こうした炎症シグナルが、糖尿病、高血圧、脳卒中、心臓病、認知症、関節リウマチ、結腸がんなどさまざまな病気を招く要因となります。

最近では、内臓脂肪がどれくらいあるかで、将来の健康上の問題や死亡率が予測できるともいわれています。内臓脂肪がいかにやっかいなものであるか、ということなのです。

◎体内の「過剰な炎症」は毎日の食事がもたらす

このやっかいな内臓脂肪、どうして増えてしまうのでしょうか。

内臓脂肪は肉やバターのとりすぎで増えると思っている人が多いようですが、これは大きな間違いです。実際には、**ごはんやパン、めん類、甘いお菓子やドリンクなどを過剰に摂取していることが、内臓脂肪が蓄積するもっとも大きな要因**です。

もっとはっきりいうと、糖質を多く含む食べ物をたくさん食べていると内臓脂肪がどんどんたまっていきます。

食べたときに血糖値を上昇させる糖質の過剰摂取こそが「ぽっこりおなか」をもたらすのです。

血糖とは血液中のブドウ糖の量です。健康診断などで必ず調べるので、誰でも耳にしたことはあるでしょう。基本的に、血液中のブドウ糖の量は、常に一定になるようコントロールされています。

食事で糖質をとると一時的に血糖値が上昇しますが、すい臓から分泌されるインスリンというホルモンが、ブドウ糖を細胞内に送り込んで血液中のブドウ糖を減らします。

細胞内に送り込まれたブドウ糖は、私たちが体を動かしたりものを考えたりするためのエネルギー源となり、余ったものは中性脂肪として脂肪細胞にため込まれます。

ブドウ糖が中性脂肪に合成されるのをうながしているのがインスリンです。使い切れなかったブドウ糖が血液中にあるときには、インスリンは血糖値を下げるために、せっせと中性脂肪の合成をうながします。糖質を過剰摂取して血糖値が急上昇すると、たくさんのインスリンが分泌されることになり、

「糖質のとりすぎ」が脂肪細胞を増加させる

1. ごはんやパン、めん、甘いお菓子やドリンクなど糖質を多く含むものを食べる

↓

2. 血糖値が上昇。血糖値を下げるためにすい臓がインスリンを分泌

↓

3. 糖質を過剰にとって血糖値が急上昇すると、インスリンが過剰に分泌される

↓

4. インスリンはブドウ糖の中性脂肪への合成を促し、脂肪細胞に蓄積させる

↓

5. 内臓脂肪がどんどん増えていく。その結果、体内の「炎症」を促す物質が増える

内臓脂肪がどんどん増えていくわけです。

内臓脂肪が増えると、そこから発生する炎症シグナルが増えてインスリンの効きが悪くなってしまいます。すると、すい臓はよりたくさんのインスリンを分泌して血糖値を下げようとしますが、それによってさらに内臓脂肪が蓄積し、インスリンの効きがもっと悪くなってしまうという悪循環に陥ります。これが「インスリン抵抗性」です。

つまり、糖質を過剰摂取すると内臓脂肪が蓄積し、内臓脂肪が蓄積するとインスリン抵抗性が生じ、インスリン抵抗性によってさらなる内臓脂肪の蓄積を招くという悪循環です。

その上、内臓脂肪の蓄積は食欲をノンストップ状態にして、さらなる肥満を招きます。

私たちの食欲をコントロールしているのは、先にあげたレプチンとグレリンというホルモンです。レプチンは「おなかがいっぱいになった」というサインを脳に送り、食欲の抑制にはたらくホルモンで、一方、グレリンは「お

「糖質のとりすぎ」が老化と病気を加速させる

1. ごはん、パン、めん、甘いお菓子や
ドリンクなど糖質を多く含むものをとりすぎる

↓

2. インスリンのはたらきで
内臓脂肪がたまっていく

↓

3. インスリンの効きが悪くなる
(インスリン抵抗性)

↓

4. インスリンの分泌量が増えて、
内臓脂肪がさらに増える

↓

5. 動脈硬化が進行。血管の老化が進み
全身の老化が加速。脳卒中、心臓病、認知症、
がんなどさまざまな病気のリスクが高まる

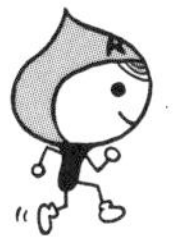

なかが減った。何か食べよう」というサインを脳に送り、食欲を亢進《こうしん》させるホルモンです。

レプチンとグレリンがきちんとはたらいていれば、食べすぎる心配はありません。

ところが、食欲を抑制させるレプチンは脂肪細胞から分泌されていて、内臓脂肪がたくさん蓄積している人ほど効きが悪くなります。内臓脂肪が多ければ多いほど、レプチンが分泌されていても満腹感を得にくくなるため、食欲が止まらなくなって食べすぎてしまい、さらに内臓脂肪が蓄積するという負のスパイラルに陥ります。

体重が一〇〇キロを超えるくらい極度に肥満している人は、ラーメン、チャーハン、餃子を平らげたあとにデザートは別腹と、ふつうの人はとても食べられない量をたいらげます。これは、レプチンの効きが悪くなっていて食べることによる満足感が得にくくなっているため、必要以上に食べてしまうのでしょう。

こうして、いったん太って内臓脂肪がつくと、さらなる肥満を招くというアリ地獄のような状況に陥ってしまうのです。

おなかまわりの脂肪は、糖質をとりすぎているサインです。糖質の過剰摂取は老化を加速し、さまざまな病気のリスクを高めることがわかっています。健康長寿を目指すなら、まずは「ぽっこりおなか」の改善が不可欠です。

そのためには、内臓脂肪の蓄積をうながす糖質を制限する「糖質制限」がもっとも効果的なのです。

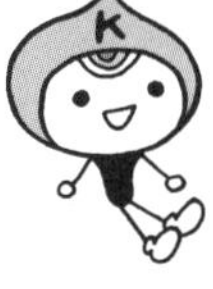

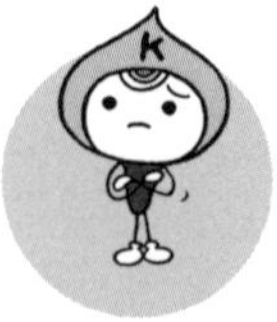

「小麦（グルテン）」が体ばかりか脳も蝕む

――なぜアメリカで「グルテンフリー」がこれほど注目されるのか

ごはん、食パン、フランスパン、うどん、そば……この中でもっとも急速に血糖値を上げてしまうものはどれでしょう。

食べたあとすぐ、それこそ二分以内に血糖値を上げるものは、食パン、フランスパン、うどん、この三つです。これらの主原料である小麦が血糖値を急上昇させています。

いま、アメリカでは小麦が問題視されています。

『「いつものパン」があなたを殺す』を著したデイビッド・パールマター博士は、

――問題は「いつも食べているパン」から始まる――

と、その著書の中で断言するほど、小麦の危険性について警鐘を鳴らしています。ここまで小麦が危険視されるのはなぜなのか。ここにも血糖値が関係しています。そして、小麦が恐ろしいのは血糖値だけではなく、中毒性が強く、腸や脳の炎症をもたらすからです。

『「いつものパン」があなたを殺す』というタイトルを聞いて、大げさなと思われたかもしれません。しかし、これは誇張ではなく、最新のデータが示す事実なのです。

◎パンを食べた後に血液の中で起きていること

最近のパンは以前と比べ、フワフワ、モチモチのものが多いことにお気づきでしょうか。ふだん食べているパンの原料である小麦。現在、そのほとんどは日本でつくられたものではありません。平成二一年に日本が輸入した小麦の量は四七〇万二五六五トン。もっとも多い輸入先はアメリカ合衆国（二八三万九八九七トン）、続いてカナダ（九四万二四四九トン）、オーストラリア（八七万八〇四三トン）です。平成二〇年度の小麦の自給率（カロリーベース）は一四％なので、国産の小麦がいかに少ないかわかります。

そしてアメリカ産の小麦、つまり**私たちがふだん多く口にしている小麦は、つい最近までの小麦とはまったく違ったもの**となっています。

ハリケーンなどの天災に強くするためや収穫量を上げるため、また、フワフワしたパンをつくるために品種改良が重ねられた結果、血糖値を急上昇させる危険な小麦へと変貌を遂げてしまったのです。

小麦が血糖値を急上昇させるのは、この小麦に含まれるアミロペクチンAという糖質が、より消化・吸収されやすい糖質だからです。アミロペクチンAを含む小麦は、糖質を含む食べ物の中でダントツに血糖値を急上昇させます。これは、食パンも全粒粉パンも同じです。一般に全粒粉パンはヘルシーなパンと認識されていますが、食パンと同じ小麦からつくられているので、同じように血糖値を急上昇させます。

カナダのトロント大学が一九八一年に発表したＧＩ《ジーアイ》値（血糖インデックス。血糖値を上げる目安で、一〇〇に近くなるほど血糖値を急上昇させる）のデータは、精白パンは六九、全粒粉パンは七二となっています。

ちなみに、砂糖やチョコレートがたっぷり入った市販のお菓子のスナックバーのGI値が四一というデータもあるので、パンがいかに血糖値を急上昇させるかがよくわかります。

また、全粒粉スパゲッティのGI値は四二、精白小麦粉スパゲッティは五〇と、パンに比べると低くなっています。これは原料がデュラム小麦でパンの小麦と違うせいかもしれません。ただ、スパゲッティは血糖値が上昇している時間が四～六時間と長くなっている点が問題です。

どちらにせよ、小麦を含む食べ物はおおむね血糖値を上げやすく、インスリンの過剰な分泌をうながすことがわかります。そしてそれは、内臓脂肪の蓄積に直結します。

◎昔はこんなにフワフワにふくらむパンはなかった

小麦が恐ろしいのは、血糖値を急上昇させるだけではありません。もっと深刻な問題が潜んでいます。

それは**「グルテン」**と呼ばれるタンパク質です。

小麦粉に水を混ぜて放っておくと、底のほうにネバネバしたのりのようなものが沈殿します。これがグルテンです。グルテンは発酵に必要な成分で、パンやドーナツ、ピザなどがフワッとふくらむのはこのグルテンの力によるものです。

このグルテンはライ麦や大麦、スペルト小麦などにも含まれていますが、もっとも多く含んでいるのが小麦です。ちなみに、小麦からつくられる薄力粉、中力粉、強力粉はグルテンの含有量で分類されています。もっとも多くグルテンを含んでいるのは強力粉で、一一・五％以上のグルテンを含んでいます。

パンやピザなど、フワッとしたものには、必ずグルテンの含有量が多い強力粉が使われています。そして、**グルテンには麻薬と同じように中毒性がある**ことがわかってきたため、アメリカでは小麦が危険視されているのです。

まさかと思われるかもしれませんが、小麦はヘロインやアヘンと同じように、脳に中毒性をもたらします。つまり、パンを食べ続けるということは、パンを食べずにはいられない、もっと食べたくなるという、アリ地獄に落ちていくようなものです。

『小麦は食べるな！』（日本文芸社）の著者であるウイリアム・デイビス博士によると、小麦除去食を提示した患者の約三〇％が禁断症状のようなものを経験するとのことですから驚きます。小麦断ちしてから数日から数週間にかけて、極度の疲労、思考力の低下、イライラ感、憂うつな気分におそわれますが、ベーグルやカップケーキ、マフィン、プレッツェルなどを食べるとそのあと一瞬はよくなるそうです。これは**麻薬患者が中毒症状から抜け出せない悪循環とまったく同じ**です。

小麦が原因でさまざまな不調が起こることがわかってきたため、アメリカでは、それらの治療のために「グルテンフリー」、つまり小麦を抜く食事がすすめられているのです。

◎腸や脳に炎症をもたらす「グルテン」の脅威

先のパールマター博士は著書で、「グルテンは現代における〝毒物〟であり、食事からグルテンを除くことで数々の病気の治療が可能になる」と断言しています。

その言葉を裏づけるように、「グルテンフリー」の食事療法で原因不明の症状が改善したという事例がアメリカでは急増しています。

グルテンが引き起こす症状や病気は多岐にわたり、**「グルテン過敏症」**と呼ばれます。特に多いのが、腸に炎症を起こすために生じる下痢、おう吐などの胃腸症状。セリアック病やリーキーガットといった言葉も耳にされたことがあるかもしれません。

さらに、認知症、統合失調症、うつ病、自閉症、ＡＤＨＤ（注意欠如多動性障害）といった脳の病気もグルテンと関係している、という新説に注目が集まっています。


このグルテン過敏症はアメリカでは広く認知されつつあり、アメリカでの罹患率《りかん》は症状が軽い人も含めると二〇％にものぼるという説もあります。

実際にいま、アメリカでグルテンフリー製品が、スーパーマーケットなどでも大々的に販売されている映像をご覧になった方も多いことでしょう。二〇一一年のアメリカでのグルテンフリー製品の販売総額は六三億ドル（当時のレートで約五〇〇〇億円）にものぼります。この数字からも、グルテンフリーを求める人がどれだけ多いかがわかります。

日本ではグルテン過敏症はまだまだ知られていません。日本人はアメリカほど小麦をたくさん消費していませんが、だからといって安心できません。

もし毎朝、食パンを食べていれば、知らず知らずのうちにグルテン過敏症に陥っている危険性は否定できないからです。

日本では医師の間ですらあまり知られていないため、グルテン過敏症かどうかが診断できないという現実があります。潜在患者はかなりいるだろうと予想され、原因不明の不調は小麦が原因なのかもしれないという指摘もあります。

次に、グルテン過敏症が関係しているとされる症状や病気をあげておきます。

ふだん感じがちな不調から、治らないとされている深刻な病気まで多岐にわたっていることがわかります。これらがすべてグルテンへの過敏な反応だとは、にわかには信じがたいかもしれません。グルテンがどうしてこれらの症状や病気に関連するのかは、次の４章でくわしくふれることにします。

【グルテン過敏症が関連していると思われる症状や病気】

□頭がボーッとする

頭にかすみがかかったようで、シャッキリしない。

□小麦をむしょうに食べたくなる

パン、ピザ、クッキー、マフィン、ドーナツなど小麦製品がやたらに食べたくなる。

□不安におそわれる

わけもなく不安感におそわれる。不安を感じやすい。

□絶えず病気になる

疲れやすく、いつも何かしらの不調や病気に悩まされている。

□偏頭痛

頭痛に悩まされている。

□**吐き気・おう吐**

食べたあとに吐き気を感じたり、おう吐してしまうことがある。

□**食べ物の吸収不良**

しっかり食べているのに体重が増えない。腸での栄養吸収がスムーズにできない。

□**消化困難**

腸内ガスによるおなかのハリ、下痢、便秘、腹痛など。

□**過敏性腸症候群《かびんせいちょうしょうこうぐん》**

便秘や下痢に悩まされている。下痢と便秘を交互に繰り返す。

□**じんましん・発疹《ほっしん》**

食べたあとに皮膚が赤くなったり、かゆくなったり、みみず腫れができたりする。

□**乳糖不耐症**

牛乳や母乳に含まれる乳糖をうまく消化できない。牛乳を飲むと下痢したりする。

□**運動失調・平衡感覚の喪失**

体のバランスがうまくとれなくなる。

□骨の痛み・骨量減少など
骨が痛む、骨の量が減ったり、再生できなくなってもろくなる。
□がん
徹底したグルテンフリーによって、消化器がんなどの発生率が低くなる報告がある。
□心臓病
糖質の過剰摂取の改善が動脈硬化予防、心臓病予防につながる。
□神経障害
認知症、統合失調症、パーキンソン病、てんかん発作など。
□アルコール依存症
健康や仕事、家庭生活に支障が出ているにもかかわらず、アルコールをやめることができない。やめると手のふるえ、イライラ、不眠など離脱症状が出る。
□自己免疫疾患（1型糖尿病、関節リウマチ、慢性リンパ球性甲状腺炎など）
免疫のシステムに狂いが生じ、免疫システムが自分自身の体を攻撃して発症する。

□うつ病

イライラ、不安感、頭がボーッとする、疲れやすいなど、グルテン過敏症とうつ病の症状は共通しているものが多い。

□ADHD（注意欠如多動性障害）

不注意、多動性、衝動性などで日常生活に支障が出る。思ったことをすぐ口にしてしまう、落ち着かない、衝動買いをしてしまう、約束を守れない、忘れ物やなくしものが多い、仕事でケアレスミスが多い、時間管理が苦手、片づけるのが苦手など。

□自閉症

三歳までに発症する神経発達が関連する病気とされている。他者とコミュニケーションがうまくとれない、社会的な交流が難しい、興味の範囲がかぎられていて同じような行動を繰り返す。

□筋萎縮性側索硬化症《そくさくこうかしょう》

手足に力が入らず、筋肉がどんどん衰えていく。ろれつが回らずうまくしゃべれない、食べ物がうまく飲み込めない、呼吸がしづらいといった症状が現われる。

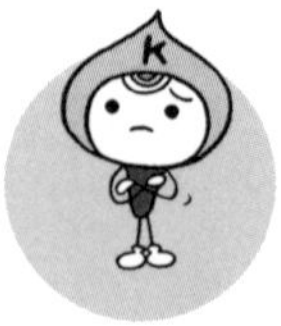

血管に炎症をもたらす「油のバランス」

――魚をよく食べる日本人にも脳卒中や心臓病が増える理由

ごはんやめん、パンなどに含まれる糖質、中でも小麦の危険性について述べてきました。現代の問題となっている病気のほとんどは、糖質の過剰摂取が招いているといっても過言ではありません。

糖質のリスクが徐々に知られるようになり、日本でも「糖質制限」が注目されています。この糖質を制限するときに陥りやすいのが、「ごはんやパンの代わりに肉を食べればいいんだ」という肉食至上主義です。

実はここにも健康を害する要因が潜んでいます。「油」です。

油の種類にはいろいろありますが、ここではわかりやすく「海の油」と「陸の油」

としておきましょう。「海の油」とは青魚などに多く含まれるＥＰＡ・ＤＨＡで、「陸の油」は豚肉や鶏肉、植物由来の油に多く含まれるアラキドン酸を指します。

日本人の死因の上位を占める脳卒中や心臓病。これらが増えたのは魚の消費量が減り、肉食中心の欧米食になったからといわれています。

これは、厳密にいうと正しくありません。

実は、日本人の魚の消費量は一九七〇年代から増えています。健康長寿のために魚を食べたほうがいいことがわかり、多くの人が意識して魚をとるようになったからでしょう。それなのに、脳卒中や心臓病の発症率は一向に下がりません。むしろ増えています。この矛盾はなぜ生じたのでしょう。

問題は、油の摂取量ではなく、そのバランスにあったのです。

◎「海の油」をとっても、「陸の油」の過剰摂取で台なしに

くわしいメカニズムは４章で示しますが、いくら魚をたくさんとっていても、それ

を上回って「陸の油」をとっていると血管の炎症を招き、動脈硬化が進行してしまいます。

それをよく示しているのが、次ページの下の図です（総脂肪のうちＥＰＡをどれくらい消費しているかという比率と脳梗塞や虚血《きょけつ》性心疾患の死亡率の関係）。

一九五〇年代に比べると総脂肪に対するＥＰＡの推定比はぐっと下がり、それに反比例するように脳梗塞や虚血性心疾患の死亡率が上昇しています。魚の消費量は一九七〇年代から増えているのですから、ＥＰＡの推定比が下がったのは**魚の油をとっていないからではなく、陸の油を過剰にとっているから**ということになります。

そして、陸の油の過剰摂取を招いていたのは、肉食中心の食事だけではありません。**サラダ油やコーン油など植物性の油**も関係しています。

植物性の油は揚げ油に使われたり、加工食品に利用されます。肉をそれほどたくさん食べていなくても、揚げ物をひんぱんに食べていたり、加工食品をたくさん食べていると植物性の油（陸の油）を過剰にとることになってしまうのです。

せっかく魚をとっていても、肉を多く食べたり、揚げ物やレトルト食品を好んで食

「陸の油」が多すぎると血管の炎症を招く

日本人の「油のとり方バランス」の変遷

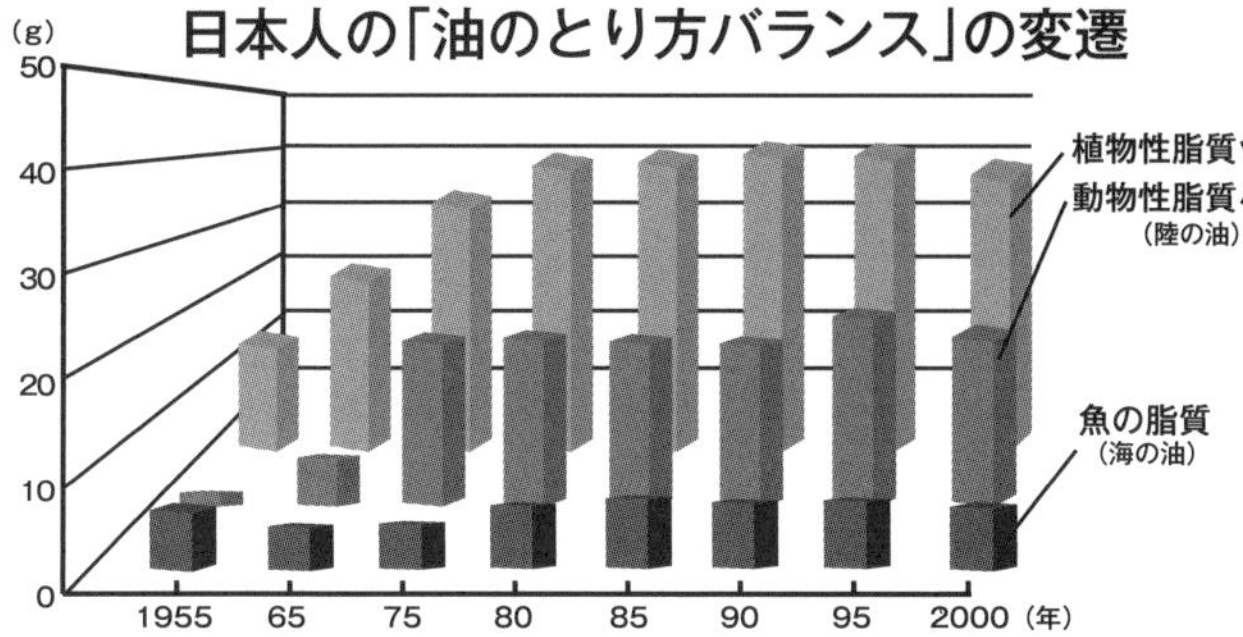

「国民栄養の現状」レポート（国立健康・栄養研究所）

EPAの消費量と動脈硬化に関連する死亡率の変化

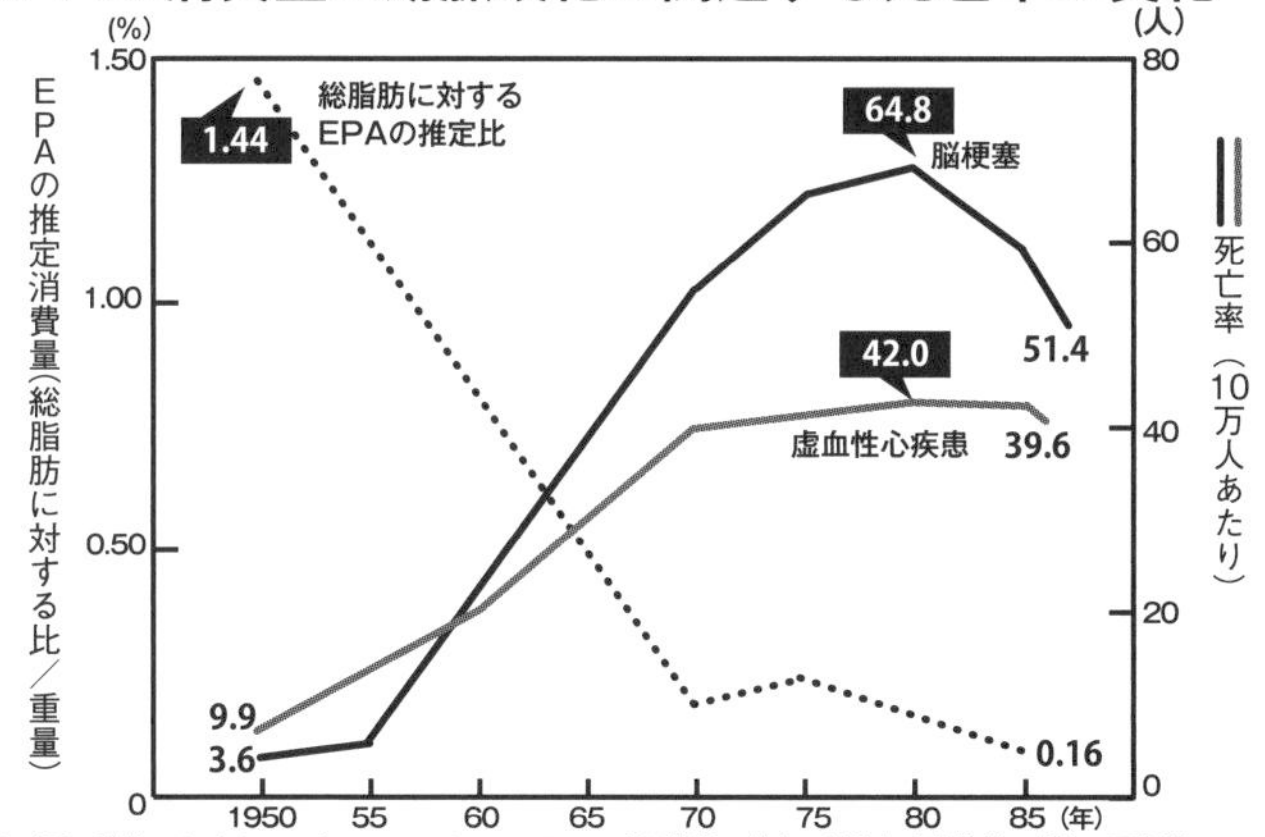

「わが国の栄養におけるEPAとEPAエチルエステルの血清脂質に対する効果」泰葭哉他／「第３回心臓血管薬物療法国際会議サテライト・シンポジウム講演記録集」（メディカルトリビューン）を基に作成

EPAの推定比が下がるとともに、脳梗塞や虚血性心疾患の死亡率が上昇。1970年以降、魚の消費量は増えているのに死亡率が下がらないのは「陸の油」が多すぎるからべていると陸の油をたくさんとることになります。そんな食事を続けていると、近い将来、血管は炎症でボロボロになってしまうでしょう。

「人は血管とともに老いる」——これは一九世紀のアメリカの内科医、ウイリアム・オスラーの名言です。

血管には全身の細胞に栄養や酸素を運ぶ大切な役割があります。血管がボロボロになると細胞の新陳代謝がスムーズにできなくなり、全身の老化が加速してしまいます。

糖質制限はいいことなのですが、糖質の代わりに、やみくもに陸の油をとっていると、油のバランスが悪くなり、動脈硬化を進行させることになります。

◎肥満が炎症を招き、炎症が肥満につながる悪循環

いま、世界中で肥満が急増しています。アメリカの国立衛生研究所によると、一九六〇年には成人人口の一三%だった「肥満している人」の割合が、二〇〇三年には三四%まで急増したそうです。最近の調査では三一・八%とやや下がっていますが、そ

れでもアメリカの国民の約三人に一人が肥満しているという事実には驚かざるを得ません。

アメリカでいう肥満とは、ＢＭＩ三〇以上です。日本ではＢＭＩ二五以上で肥満と診断されるので、もしアメリカにこの基準を当てはめると、全人口の七割近くになってしまうそうです。

この肥満の急増はアメリカ政府の間違った食に対する認識がもたらしました。

かつて一九〇〇年代初頭のアメリカでは、一日に平均二九〇〇キロカロリーを摂取していて、そのうち約四〇％を脂質からとっていました。この頃の食事は、バター、卵、肉、穀物、季節の果物や野菜など加工されていない自然な食べ物が中心です。

脂質の割合が多かったのですが、太っている人はほとんどおらず、当時の三大死因は肺炎、結核、下痢（腸炎）と、いまとはまったく違っています。

その後、一九五〇年代に入り、マーガリンや植物油などバターに似た油をつくる技術を食品メーカーが開発すると、バターの消費量が減り、マーガリンや植物油の消費量が急増していきます。マーガリンや植物油は加工された油であり、私たちの健康を害する**「トランス脂肪酸」**という悪い油が入っています。

この頃、冠動脈性疾患（狭心症・心筋梗塞など）が増加し始めたのですが、そのとき研究者たちは脂質の多い食事がコレステロール値を上昇させ、血管にコレステロールを蓄積させる（動脈硬化）という仮説を立てました。

ミネソタ大学の研究者、アンセル・キーズはこの仮説を証明するため、アメリカや日本など七カ国の食事を調べ、総カロリーに対する脂肪の摂取量と冠動脈性疾患による死亡について相関関係を調査しました。

その結果、日本人の脂質の摂取量は摂取カロリーの一〇％にすぎず、冠動脈性疾患の死亡率が一〇〇〇人に一人であるのに対し、総カロリーの四〇％を脂質でとっているアメリカ人は、死亡率が一〇〇〇人に七人であり、七カ国の中でもっとも高いことがわかりました。

この数字を見ると、いかにも脂質が冠動脈性疾患の原因であるように見えます。

また、一九〇〇年代半ばからアメリカ公衆衛生局が開始した、アメリカ北部のフラミンガム市で行なわれた大規模なコホート研究においても、コレステロールが高いと冠動脈性疾患のリスクが高いと診断され、生命の危険があると報告されていました。

こうして、コレステロールが冠動脈性疾患を引き起こすという仮説が広く認知されるようになり、アメリカ政府は「脂肪の摂取量を減らし、高コレステロールの食べ物を避ける」よう大々的に広めていったのです。

いまから思えば不可解なのは、脂質に対しては健康を害する悪者であるというレッテルを貼られたのに、植物油は健康にいいとしてすすめられたことです。

さらに、それまでとっていた脂質の代わりとなるエネルギー源として炭水化物（糖質）が推奨されました。

しかし、結果的には、**植物油と糖質は内臓脂肪の蓄積をもたらす最悪の組み合わせ**でした。こんな食事を続けていると血糖値の急上昇を招くだけでなく、全身の過剰な炎症をもたらし、さまざまな病気を引き起こしてしまうのです。

それを示すわかりやすいデータがあります（121ページの図）。

一九九四年にアメリカ糖尿病学会は国民に対して、摂取カロリーの六〇～七〇％を炭水化物からとり、脂質とタンパク質は一五～三〇％にとどめるようすすめました。

その結果、アメリカの糖尿病患者数は急増していきます。

一九九五年以降、右肩上がりに増加し、二〇〇七年までの間に倍増してしまった現実を見れば、炭水化物（糖質）の過剰摂取が糖尿病の増加を招いたことは疑いのない事実でしょう。アメリカ政府がすすめた「炭水化物の摂取」が国民に病気をもたらしたのですから皮肉な話です。

◎あなたの脳や体の〝炎症度〟チェック

アメリカでの例からもわかるように、食生活がいかに私たちの健康に影響を与えるのかは明らかです。特に糖質過剰による悪影響や、油の摂取バランスの乱れが深刻な病気を招いていることは、データ上からも納得せざるを得ません。

ここで、「自分は肥満でないから大丈夫」と安心してはいけません。たとえ、やせ

「糖質中心の食事」で糖尿病患者が急増

アメリカの糖尿病患者数

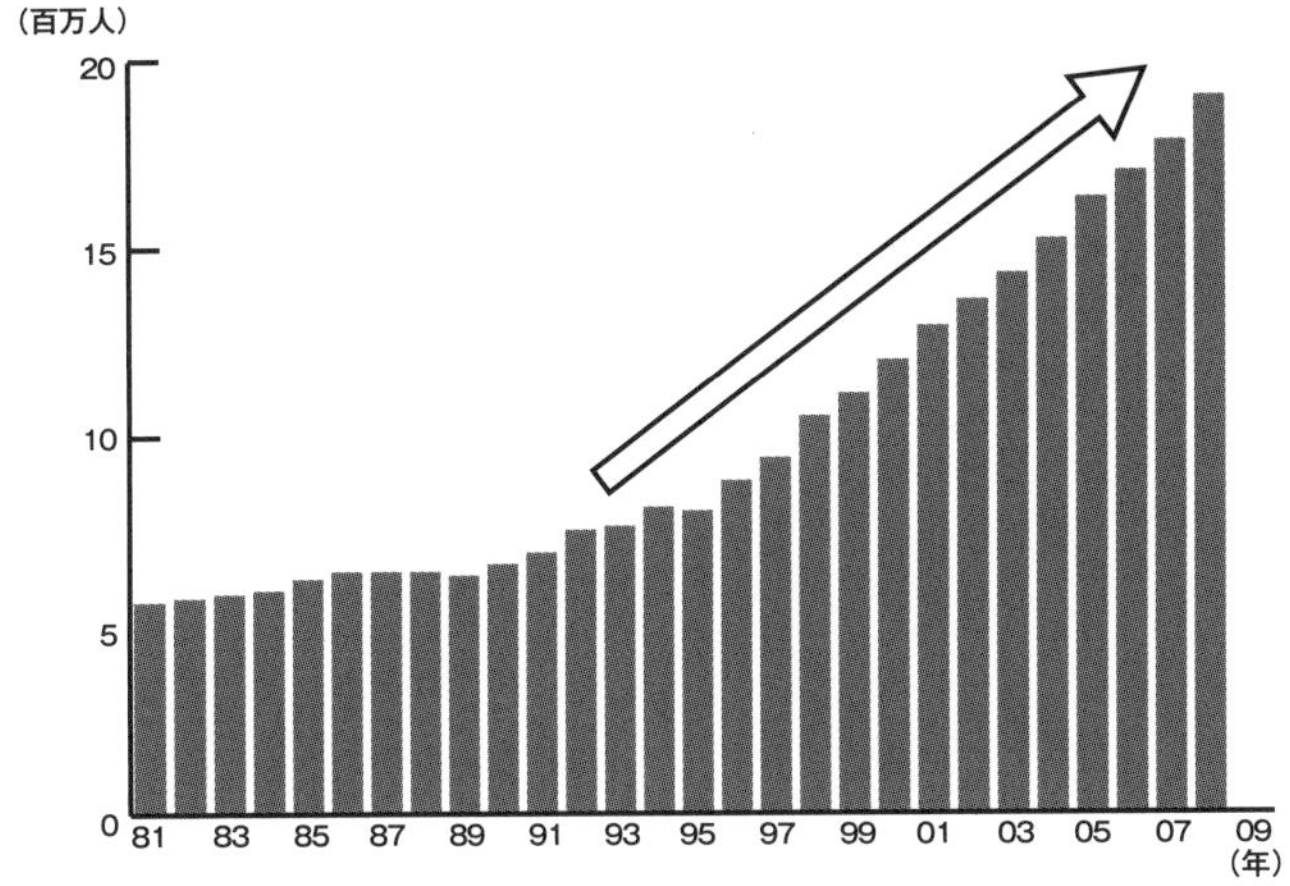

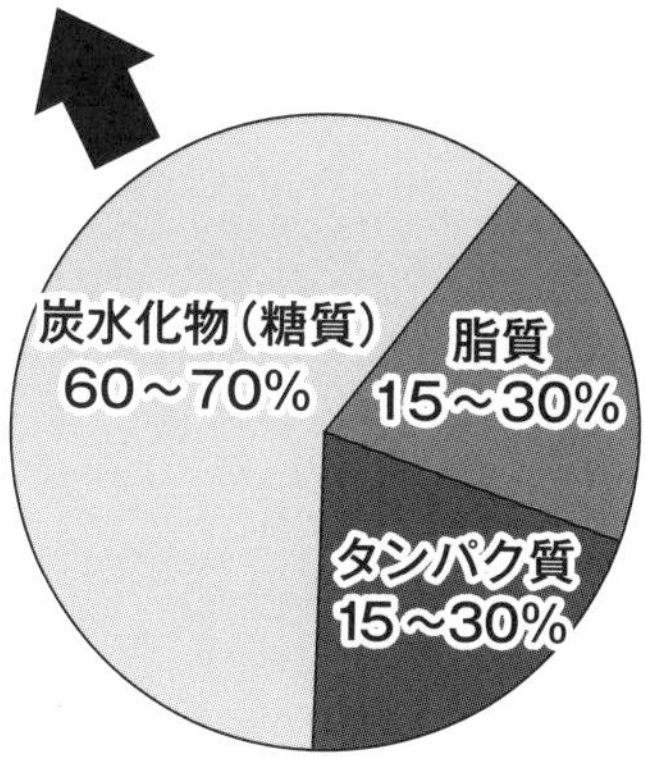

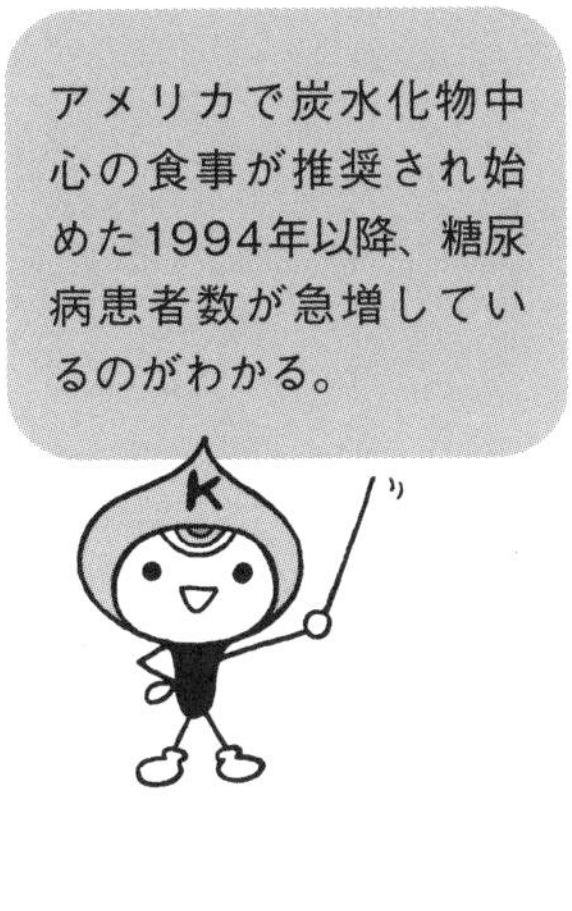

型でもおなかがぽっこり出ていれば、内臓脂肪が蓄積していると考えられます。

ごはん代わりに甘いお菓子を食べたり、ファストフードをよく食べるといった食生活は、内臓脂肪の増加をもたらします。体重がそれほどなくても、内臓周辺にはたっぷりと脂肪がついている、そんなケースも少なからず見られます。

次にあげる項目をチェックしてみてください。当てはまる数が多ければ多いほど、危険信号がともっています。何を食べ、何を避ければいいか、次章からの方法を実践することをおすすめします。

□パンを毎日食べている
□好物はカレー、牛丼、オムライス、おにぎり
□朝食はシリアルですませている
□甘いドリンクが好きでよく飲む（カフェオレ、フルーツジュース、炭酸飲料など）
□コーヒーや紅茶には砂糖をよく入れる
□肉や魚はあまり食べない

□野菜や果物が足りていない
□コレステロールが気になって卵を控えている
□調理油はサラダ油、コーン油、ひまわり油を使っている
□カップラーメン、菓子パン、レトルト食品など加工食品を食べる
□外食が多い（自炊が少ない）
□揚げ物が好き
□ＢＭＩが二五以上ある（ＢＭＩ＝体重÷［身長（ｍ）×身長（ｍ）］）
□運動らしい運動をしていない
□早歩きしたり階段を上ったりすると息切れする
□ぐっすり眠れていない。朝起きたときに疲れがとれていない
□食後に強い眠気におそわれる（居眠りしてしまう）
□ボーッとしていることが増え、集中力が続かない
□イライラしやすく、怒りっぽい
□イライラすると「甘いお菓子」が食べたくなる

□ダイエットしてもやせられない
□タバコを吸っている
□ぽっこりおなかが出ている
□血糖値が高いと指摘された（空腹時血糖値が一〇〇㎎以上）
□コレステロールの数値が低い（一五〇㎎／dℓ以下）
□コレステロール低下薬（スタチン）をのんでいる
□インスリン治療を受けている

いかがでしょうか。

もし、一つでも当てはまったら、残念ながら、あなたの体内には過剰な炎症を招く要因が潜んでいます。

もし、いくつも当てはまったとしても、がっかりすることはありません。食生活を改善することで、いまからリカバリーすることも可能なのです。

4章

知らずに体を痛めつけていないか

——肥満、アレルギー、コレステロール……常識は変わり始めた

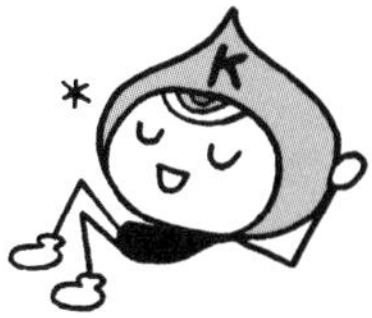

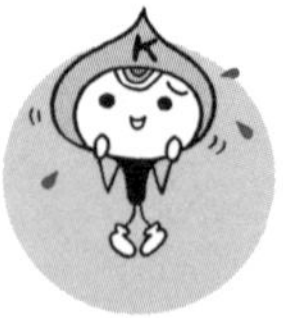

その食べ物の問題点①

体中がドロドロに「糖化」されてしまう食事

3章では糖質の過剰摂取による内臓脂肪の蓄積、小麦の摂取や油のバランスなどによって体内の炎症が促され、老化が進んだり、病気を発症したりするメカニズムを示しました。ここからは、それらがどうして起こるのか、食べたものが体内でどう作用しているのかなどについてお話しします。

まずは糖質の過剰摂取が招く問題についてです。

◎アルツハイマーも糖質のとりすぎが招く

3章で述べたように、**血糖値が高い状態が続くと、血管の炎症が過剰になり、血管**

壁が傷つきやすくなり動脈硬化が進行しやすくなります。

この動脈硬化はやがて脳卒中や心臓病など命にかかわる病気を引き起こします。

さらに、糖尿病が進行すると全身の毛細血管がボロボロになり、失明したり、腎機能が低下したり、神経障害が現われたり、深刻な合併症を発症します。

最近では、**アルツハイマー型認知症が3型糖尿病とも呼ばれるようになりました。**

アルツハイマー型認知症で認知機能が低下するのは、エネルギー源であるブドウ糖を細胞内にうまくとり込めなくなっているから、ということがわかってきたからです。

アルツハイマー型認知症を発症した人の脳細胞が、インスリンをとり込めず、エネルギーとして利用できなくなり、まるで糖尿病の人の細胞と同じような状態になっていることが明らかになったのです。

つまり自動車にたとえれば、せっかくブドウ糖という、ガソリンがあっても、燃焼させるエンジンが壊れてしまっていて、自動車本体（脳）を動かすことができなくなっているのです。

糖尿病と認知症の関連性を示す研究報告はいくつもあります。

直近のものは、二〇一五年四月にアメリカ・ワシントン大学医学部を含む研究グループが、アメリカの医学誌『ＪＡＭＡ』（The Journal of the American Medical Association）のオンライン版に報告した研究です。

結果からいうと、**糖尿病にかかると認知症になるリスクが二〇％高くなり、うつ病では八三％、両方を併発していると一一七％も高くなる**とまとめられています。両方併発している場合の認知症リスクは、糖尿病やうつ病を発症した時期が六五歳未満の人では五倍近くと、特に高かったそうです。

この研究では、デンマーク国民二四〇万人以上のデータを、二〇〇七～一三年まで追跡調査し、うつ病、糖尿病、その両方がある人、どちらもない人のグループに分けて、認知症の発症リスクを比較しました。

調査開始時には、全体の二〇％弱がうつ病、一〇％弱が糖尿病、五％弱が両方を患っていて、うつ病と診断された平均年齢は五九歳、糖尿病は六三歳でした。
調査の結果、調査中に全体の二・四%が認知症を発症し、認知症と診断された平均年齢は約八一歳。そのうち、一一%が糖尿病のみ、二六%がうつ病のみ、七%が両方を患っていたのです。

糖尿病は糖質の過剰摂取がもたらす病気の代表で、うつ病も小麦の摂取と関連性があるといわれています。

この研究結果から、糖質や小麦の摂取が認知症の発症リスクを上昇させ、若い頃に発症するほど、そのリスクが高くなるのではないかと推察されています。

◎肌に現われる悪い食事の証拠

血糖値が高い状態がもたらす弊害で忘れてならないのが、これから述べる「糖化反応」によって生じる「ＡＧＥｓ（終末糖化産物）」という物質です。

たとえば、子どもの肌にこのＡＧＥｓはほとんど存在しません。大人になると、早い人では三〇代からＡＧＥｓが蓄積し、それがシワやたるみ、肌の変色など肌の老化を招きます。もし、自分の肌が若い頃に比べて変わってきたと感じたなら、それはＡＧＥｓが体内に蓄積しているサインということになります。

糖化反応とは、糖がタンパク質や脂肪、アミノ酸に結合することを意味し、別名・メイラード反応とも呼ばれます。基本的に、血糖値が高いほど糖化反応のスピードが増し、ＡＧＥｓが蓄積されることがわかっています。

ＡＧＥｓは加齢とともに蓄積されていきますが、血糖値が高い人ほどたくさんのＡＧＥｓがつくられ、ため込まれていきます。そして、ＡＧＥｓの蓄積が老化を促進し、病気を招くことになります。

なぜかというと、タンパク質が糖と結合すると、炎症をうながすフリーラジカル（活性酸素など）が増え、ほかのタンパク質、それこそＤＮＡにダメージを与えるからです。タンパク質が糖化するのは、代謝のあるべき反応なのですが、それが過剰になって度を超すと細胞の老化を招き、認知機能の低下、腎機能の低下、糖尿病、動脈硬化などさまざまな疾患に結びつきます。

いま、世界の研究者たちは、こぞってこのＡＧＥｓをつくらないようにする方法を開発しようとしていますが、実はそれはとても単純なことです。**タンパク質を糖化させる血液中の糖質を増やしすぎない（血糖値を上昇させない）ようにする、それがシンプルで確実な一番の方法**なのです。

薬は必要ありません。食事で摂取する糖質を制限して、血糖値が上がりすぎないようにすればいいだけの話です。毎日のごはん、パン、めん、砂糖などを食べないようにするだけで、体内でつくられるＡＧＥｓの量はぐっと減少するでしょう。

いかがですか。糖質のとりすぎが、どれだけ体や頭に大きなダメージを与えているかが具体的につかめていただけたことでしょう。老化を防ぎ、病気を予防して健康長寿を手に入れるためには、血糖値をいかに上げないかがカギとなるのです。

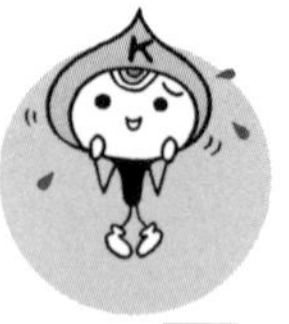

その食べ物の問題点②

毎日のパンがあなたを老けさせている

血糖値を上げる糖質を多く含む食べ物は、ごはん、パン、めん類、甘いお菓子やソフトドリンクなどたくさんあります。

その中でも、いまもっとも危険視されているのがパンです。

◎「パンやドーナツが食べたくてしかたない」のは病気

フワフワのパンやドーナツを食べると、なんとなく幸せな気分になりませんか。

パンやドーナツ、マフィンをやめられない、これらを食べたときに幸せな気分になるのは、小麦に含まれる「エクソルフィン」という成分のせいです。

「食べたときに幸せな気分になるのはいいことでしょ？」
「パンやケーキを食べられない人生なんて考えられない」
もしそう感じたとしたら、あなたの脳はすでにエクソルフィンに冒されています。

エクソルフィンとは、グルテン（104ページ）が胃で分解されて血液に送り込まれるときにできる物質です。エクソルフィンが脳に送られると、脳のオピオイド受容体（ヘロインやモルヒネ、アヘンなどが結合し、恍惚《こうこつ》状態を感じさせるところ）に結びつき、幸せな気分を感じさせてくれます。

心地いい状態をもたらしてくれますが、これがクセになってしまうと、食べたときの快感を得るために「パンやドーナツ（小麦）を食べずにはいられない」という、ブレーキのきかない食欲をもたらします。

これは、ヘロインやモルヒネ、アヘンなどの中毒症状と同じようなものです。

エクソルフィンの中毒に陥ると、明らかにパンやドーナツの食べすぎが肥満や病気につながっていることを自覚していたとしても、それらをむさぼるように食べてしまい、やめられません。エクソルフィンにはそれくらい強い中毒性が潜んでいます。

小麦がそんなに危険な食べ物だなんて、と思う人がほとんどでしょう。

しかし、これは、さまざまな研究で明らかになった事実です。

脳がエクソルフィンに冒されると、小麦を含む食べ物を食べないでいるとイライラしたり、むしょうに小麦製品が食べたくなったり、禁断症状におそわれます。小麦を食べ続けるほど、この食べたいという欲求が抑えられなくなり、最後にはむさぼるように食べ続けてしまうようになるのです。

パンやドーナツなどを食べるのを止められない人に、ヘロインやモルヒネ、アヘンなど薬物中毒の治療に用いられるナロキソン、ナルトレキソンという薬を投与すると、異常な食欲が抑えられるそうです。薬物中毒の患者と同じ薬が効くことを見ても、小麦が危険な「ドラッグ食材」であることは間違いないでしょう。

もし、いまこの時間もパンやドーナツを食べずにはいられないと感じるほど欲しているとしたら、すでに中毒に陥っています。中毒から抜け出すために、一度、パンやドーナツなど、小麦製品をすっぱりやめることをおすすめします。

◎「グルテンフリー」ならばいいのか

3章でもふれましたが、いま、アメリカでは「グルテン過敏症」が急増しています。わかりやすくいうと、グルテン過敏症は、免疫反応が過度に高い状態です。花粉症と同じようなものと考えていいかもしれません。

グルテン過敏症が増えているのは、アレルギー検査によって診断できるようになったこともありますが、小麦の品種改良によってグルテンの量が増えたことも関係しているでしょう。

同じだけの小麦を食べても、グルテンを過剰に摂取することになり、グルテン過敏症が増加したという可能性が考えられます。

日本はアメリカほど小麦を食べていませんが、小学校の給食ではパン食が中心のところが多いでしょう。

パンを食べる習慣は子どもの頃から刷り込まれているので安心できません。

グルテン過敏症を避けるには、単にグルテンを摂取しなければいいのではないか、と考えますが、実はそう単純な話ではありません。

日本人は、コメという糖質を主食にしており、砂糖がたっぷり入ったお菓子や甘いジュースを好む人も少なくありません。

パンはもちろん、ごはん、うどん、グラノーラやシリアル、砂糖入りの加工食品、これらも危険な食べ物と見たほうがいいでしょう。

なぜならグルテンだけでなく、これらにも中毒性があるからです（157ページ）。


グルテンが含まれていない「グルテンフリー食品」も注目されてきていますが、これらには小麦粉の代わりにコーンスターチや米でんぷん、ジャガイモでんぷん、タピオカでんぷんなどが使われています。これらは小麦と同じように、中には小麦以上に血糖値を急上昇させるものがあります。

たとえグルテンが入っていなくても、血糖値を急上昇させるものが入っていると、糖質中毒に陥り、内臓脂肪の蓄積を招いてしまいます。

体内の過剰な炎症をなんとかしたいのであれば、グルテンだけでなく血糖値を急上昇させる食べ物も避けたほうがいいのです。その中には、ごはんやパンも入っていますし、甘いお菓子やソフトドリンクも同様です。

◎これまでの「アレルギー」とは異なる症状の現われ方

3章でとり上げたように、グルテン過敏症の症状は多岐にわたります（108ページ）。もし自分がグルテン過敏症かと疑われたときには、検査で知ることができます。ただし、一般の花粉症などのアレルギー検査を行なっている医療機関で検査を受けても意味がありません。

それは、食べ物のアレルギーには、食べたあとにすぐ症状が現われる「即時型アレルギー」と、食べあと数時間から数週間経ってから症状が現われる「遅発型（潜在性）アレルギー」と、二種類あるからです。

日本でいま、一般的に検査が行なわれているのは、「即時型アレルギー」の抗体であるＩｇＥ抗体に関する検査です。いわゆる卵やそば、牛乳、大豆、えび、かになどに対する食物アレルギーがこれにあたります。

グルテン過敏症は、このＩｇＥ抗体ではなく、ＩｇＧ抗体が関与している「遅発型（潜在性）アレルギー」なので、ＩｇＥ抗体をいくら調べてもグルテン過敏症かどうかは診断できません。さらに、食べてから症状が現われるまでの時間が長いので、自分自身がアレルギーであることに気づいていないケースがほとんどです。

ＩｇＧ抗体の検査は現在の健康保険では適用されていません。

グルテン過敏症かどうか調べるのなら、インターネットなどでＩｇＧ抗体をチェックするアレルギー検査を行なっている医療機関を探し、受診することが必要です。もし、そうした医療機関が身近にない場合には、インターネットで個人的に検査キットを申し込むやり方を利用してもいいでしょう。

抗体ができているかどうかは検査してみないとわかりません。

もし、調べてＩｇＧ抗体が確認された場合はグルテン過敏症と考えられます。その場合、小麦粉やごはん、うどん、甘いお菓子やドリンクをやめるだけで、さまざまな不調が改善し始めることでしょう。

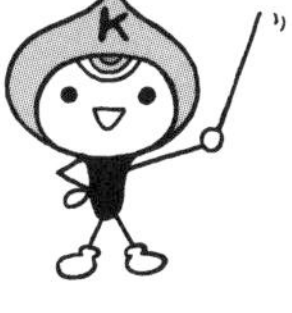

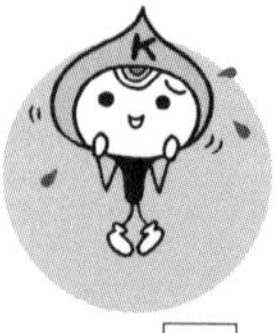

その食べ物の問題点③

大間違いだったこれまでの油の常識

糖質制限が一種のブームのようになり、中には、とにかく糖質をとらずに油をとりましょう、という説も聞かれます。

ごはんやパン、めん類など糖質を制限する場合は、肉、魚介類、卵、乳製品、大豆製品などをしっかりとるようにといわれます。

これを聞いて、「糖質制限＝肉ばかり食べればいい」と勘違いしている人もいるようです。長寿の人は肉をよく食べているとメディアでとり上げられ、健康長寿のためには肉を食べたほうがいい、というイメージも影響しているのでしょう。

たしかに、肉に含まれるタンパク質は体内で消化・分解されるとアミノ酸となって、細胞の原料となります。タンパク質が不足すると、細胞の新陳代謝がスムーズに行なわれなくなり、血管がもろくなったり、栄養失調に陥ってしまったりします。タンパク質をしっかりとるようにいわれるのはそのためです。

ただし、タンパク質を多く含むものには脂質も多いという点を忘れてはいけません。3章でもふれましたが、脂質には「海の油」と「陸の油」があります。脂質の摂取バランスによっては、体内の炎症をうながすことになるので、「海の油」と「陸の油」について基本的な知識を身につけておくことが必要なのです。

◎コレステロールは「悪者」ではなかった

油の話題になると必ずといっていいほどとり上げられるコレステロールについて、まず簡単にふれておきましょう。

「コレステロール」と聞くと、なんだか体に悪い存在だと思われるかもしれません。

実際、コレステロールは長い間、動脈硬化を招く要因の悪者だといわれてきました。

ところが、最近、この見方が大きく変わってきました。

アメリカでは**コレステロールの摂取量と血液中のコレステロール値との間に明らかな関連を示す臨床結果がない**ことから、これまでのようなコレステロールの制限をなくすようガイドラインが変更されています。もし、**食事でコレステロールを気にしているのであれば、それほど心配する必要はありません。**

なぜ、コレステロールに対する見解が、これほど変わったのでしょうか。

そもそもコレステロールは脳の神経細胞がはたらくために欠かせない栄養素です。脳の神経細胞を覆う細胞膜は、そのほとんどがコレステロールでできています。脳の神経細胞は大量のコレステロールを必要としていますが、神経細胞はコレステロールをつくり出すことができません。

食事で摂取したり、肝臓で合成されたりしたコレステロールは、血流に乗って脳の神経細胞に運ばれます。そして、脳の神経細胞や全身の細胞にコレステロールを運んでいるのが、ＬＤＬコレステロールと呼ばれている、コレステロールやタンパク質が結合した運搬体タンパク質です。

これまで動脈硬化の要因といわれ、悪者扱いされてきたこのＬＤＬですが、重要な役割を担っていて、悪いことはまったくしていません。

それどころか、最新の研究では、コレステロールの数値が低いと脳が活発にはたらかなくなり、認知症などのリスクが高まるとさえ指摘されています。

では、コレステロールが原因でないとすると、動脈硬化はどうして進行してしまうのでしょうか。なぜ、脳卒中や心筋梗塞が増えたのでしょうか。

最新の研究によって、脳卒中や心筋梗塞などによる死亡率には、コレステロールの数値ではなく、**「海の油（ＥＰＡ・ＤＨＡ）」の摂取量が減って、「陸の油（豚肉や鶏肉の脂肪、コーン油、サラダ油、ベニバナ油、ナタネ油など）」を過剰にとっていることが関係しているらしい**ということがわかってきました。

◎血管の炎症を抑える「海の油（ＥＰＡ・ＤＨＡ）」

脂質を構成しているのは「脂肪酸」という物質で、脂質は構成している脂肪酸の種類によって、いくつかの種類に分類されています。

基本的に常温で固まる脂は「飽和脂肪酸」と呼ばれ、動脈硬化を進行させる悪者と思われてきましたが、最近になって、飽和脂肪酸の一種である「中鎖脂肪酸」が、認知症予防の救世主として注目されています。ココナッツオイルやココナッツミルクに含まれている中鎖脂肪酸については、5章でくわしくとり上げます。

これに対し、常温で固まらない油は、「不飽和脂肪酸」と呼ばれ、ヘルシーであるというイメージがありますが、これが大きな間違いだったということが、最新の研究ではっきりしてきました。

この常温で固まらない油（不飽和脂肪酸）は、大きく「オメガ3系脂肪酸」「オメガ6系脂肪酸」「オメガ9系脂肪酸」の三種類に分けられます。

このうち、青魚に多く含まれるEPAやDHAは「オメガ3系脂肪酸」と呼ばれます。魚介類に含まれているので「海の油」と呼んでもいいでしょう（一部の植物にも含まれています）。

EPAは血液中に血栓（血の塊）ができるのを防ぎ、血管の炎症そのものを抑制して動脈硬化予防に役立ちます。DHAは脳に送られて神経細胞を構成する大切な要素となります。

EPAやDHAを摂取すると脳卒中や心筋梗塞のリスクが低下することはよく知られていました。それはEPAやDHAに強い抗炎症作用があり、脳や全身の血管を守り、丈夫にしてくれていたからです。EPAは血管の炎症を抑制しますし、DHAは脳の神経細胞の炎症を抑制する作用があります。これらをしっかりとっていれば体内の炎症を抑制して動脈硬化予防や脳の炎症予防に役立つことが明らかになっています。

◎過剰にとると血管の炎症を引き起こす「陸の油」

豚肉、鶏肉、サラダ油、コーン油、ゴマ油、ヒマワリ油、大豆油など、陸のものに多く含まれている「陸の油」は、体内で消化・分解されるとアラキドン酸となります（オメガ6系脂肪酸であるリノール酸やγ《ガンマ》-リノレン酸などを多く含むため）。

このアラキドン酸は、過剰に摂取すると血管の炎症を招き、血栓ができやすくなるため、動脈硬化を進行させてしまいます。

豚肉などの肉の脂と、サラダ油では別物だと思っている方が多いでしょう。サラダ油やコーン油など植物油は、なんとなくヘルシーで、肉に含まれている脂は健康によくないというイメージがないでしょうか。実は、それはまったくの思い込みでした。

植物油の中にも過剰にとると動脈硬化を促進させるものがある一方、肉の脂身の中でもリノール酸やγ-リノレン酸がそれほど多く含まれず、ヘルシーなものもあるのです。

豚肉や鶏肉の脂身にはアラキドン酸が多いのですが、牛肉にはあまり含まれていません。サーロインステーキなどを好んで食べている高齢者に元気な人が多いのは、牛肉のいい脂をとっているからでしょう。

その視点から見れば、サーロインステーキよりも植物油をたっぷり含んだ野菜の天ぷらのほうが、動脈硬化を進行させるリスクが高いといえるのです。

さらにくわしくいうと、**「海の油（オメガ3系脂肪酸／EPA・DHA）」と「陸の油（オメガ6系脂肪酸／アラキドン酸／AA）のバランスがとても大切**です。

炎症を抑える「海の油」をとっていたとしても、それを上回る「陸の油」をとっていると、血液中のEPAとAAのバランスが悪くなり、動脈硬化のリスクが上がることがわかっています。

これは日本で行なわれた、スタチンというコレステロールを下げる薬と高純度EPA製剤を用いた、大規模な追跡調査の結果からも明らかになっています。調査では、スタチンだけを服用したグループと、スタチンと高純度EPA製剤をいっしょに摂取したグループに分け、突然死や心筋梗塞などのリスクとの関連を調べています。

すると、スタチンと高純度ＥＰＡ製剤をいっしょに摂取したグループのほうが、突然死や心筋梗塞のリスクが明らかに低くなっていたのです。心臓突然死、心筋梗塞、不安定狭心症など、冠動脈疾患の発症率が五三％も低下しているのですから驚きです。再発の抑制については四一％低いという数字が出ているので、高純度ＥＰＡ製剤の予防効果がいかに高いかがわかります。

この調査では、ＥＰＡ／ＡＡの比率が〇・七五を超えるようにすれば、脳血管性心疾患の予防に役立つ可能性があると示しています。

最近では、ＥＰＡ／ＡＡの比率を一・〇以上に保つことが動脈硬化の予防に役立つのではないかといわれています。

ところが、いまの日本ではＥＰＡ／ＡＡの比率が下がってしまっています。一九五〇年代に一・五近くあったＥＰＡ／ＡＡ比が、一九六〇年代には〇・五を下回り、一九八五年には〇・一六となっていますから、かなり下がっているのがわかります。

この要因は、魚の摂取量が減ったことよりも、サラダ油やコーン油など植物油の摂取量が増加したためといわれています。

ふだんの食事で揚げ物を好んで食べたり、カップラーメンやレトルト食品など加工食品を食べることが多い人は、「陸の油」の摂取量が多くなりがちです。

EPA／AAの比率を一・○に近づけるためには、「オメガ6系脂肪酸（陸の油）の摂取量を減らす」ことと、「EPA・DHA（海の油）の摂取量を増やす」こと、両方を心がけましょう。

◎「海の油」は魚以外の食べ物でもとれる

では、具体的にはどうしたらいいのでしょうか。

オメガ6系脂肪酸の摂取量を減らすには、まずは揚げ物を避けたり、ファストフードやレトルト食品を控えたりすることでいいので簡単です。

調理油はオリーブオイルにしましょう。

ヘルシーな油の代表ともいわれているオリーブオイルは、オメガ3系脂肪酸、オメガ6系脂肪酸のどちらにも入りません。「一価不飽和脂肪酸」であるオレイン酸を多く含んでいます。加熱しても酸化しないことと、動脈硬化を促進する油ではないことから、調理油としてすすめられているのです。

調理油は一回の使用量は少ないですが、積み重なると意外とたくさんの量になります。一食で大さじ一杯とっていたとしたら、一日に三杯になるので、トータルで考えるとかなりの量になります。これをオリーブオイルにすれば、オメガ6系脂肪酸の摂取量を抑えることができます。

一方、EPA・DHAの摂取量を増やすには、魚を多くとることですが、なかなかできません。魚が苦手だったり、自宅で調理するのがめんどうだったり、その理由はさまざまでしょう。

そんな場合は、魚以外でオメガ3系脂肪酸をとるようアドバイスしています。

オメガ3系脂肪酸には、α-リノレン酸という体内で消化・分解されてEPAやDHAになる脂肪酸があるので、これを多く含む食品や植物油を摂取すればいいのです。

α‐リノレン酸を多く含む油には、エゴマ油、亜麻仁油（フラックスシードオイル）、インカインチオイルなどがあります。これらの植物油を、スムージーに加えて飲んだり、ドレッシングに利用するなど、加熱せずにとるようにしましょう（酸化しやすいので調理油には向きません）。

チアシードという南米原産の種子にもα‐リノレン酸が豊富に含まれています。チアシードは水溶性食物繊維も豊富で、マヤ民族やアステカ民族が栄養源の一つとして栽培していたそうです。「チアシードと水があれば生命維持に足りる」ともいわれるスーパーフードで、そのものに味はありませんが、水に浸しておくと周囲がプルプルとしたゼリー状になり、その食感が楽しめます。スムージーやヨーグルトに入れるとおいしく食べられます。

亜麻仁油の原料である亜麻仁も、最近、ローストされた粒や粉末が市販されていて人気です。食感はゴマ（粒）やきなこ（粉末）に似ていて、それらの代わりに利用できます。

これらを上手にとり入れて、オメガ3系脂肪酸を摂取したいものです。

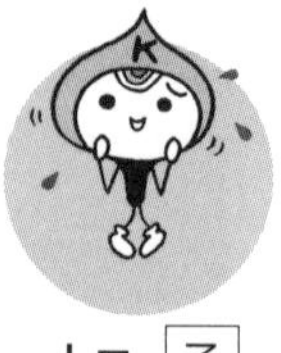

その食べ物の問題点④

加工された食べ物の増加

スーパーマーケットに行くと、野菜や果物、肉、魚売り場以上に、自然そのままの食べ物ではない、なにかしら人の手が加えられた商品売り場が広がっています。たとえば、お菓子や飲み物、袋入りのパン、ドレッシングやたれ、インスタントカレーやスパゲッティのソース、中華料理のソースなどレトルト食品、冷凍食品、総菜など、店内の壁際や窓際を除いたほぼ全域に並べられている食べ物です。

コンビニエンスストアにいたっては、一部に果物や野菜を置いている店舗がありますが、加工食品以外は手に入らない店がほとんどでしょう。

これらのお店の中には、無数の食品があって、きわめて豊富な選択肢があるように感じられます。

でも、体や頭の健康という視点から見れば、それは見せかけの豊富さであり、中身の伴っていないスカスカな売り場に感じられてなりません。加工食品は自然の食べ物ではありません。ヒトの手が加わったことで、自然の食べ物をとっているときには起こらないトラブルやリスクが発生するのです。

◎「便利で長持ちする食べ物」が体に何をもたらすか

加工食品には、次のようなトラブルやリスクが心配されます。

□精製された食べ物の増加（「ドラッグ食材」の増加↓134ページ）
□食品添加物のリスク
□知らないうちに多くの糖質を口にしている
□悪い油（トランス脂肪酸）の過剰摂取

これらの加工食品には、コーンスターチや米でんぷん、ジャガイモでんぷん、さつまいもでんぷんなど、血糖値を急上昇させるものが多く含まれています。また、これらのでんぷんから合成された「異性化糖」と表示される糖質も、砂糖以上に血糖値を急上昇させます。加工食品を食べた結果、食後高血糖やインスリン抵抗性が生じるリスクが非常に高くなるのです。

同様に加工食品は、安価で加工しやすいオメガ6系脂肪酸が多く使われています。**加工食品をたくさん食べていると、炎症をもたらす「陸の油」を過剰にとることになります。**

さらにもう一つ、加工食品には心疾患のリスクを高める悪い油、「トランス脂肪酸」が含まれています。トランス脂肪酸は天然の植物油にはほとんど含まれていないのですが、水素を加えて加工する過程で発生します。

マーガリン、ファットスプレッド、ショートニングなどに多く含まれるほか、パン、ケーキ、ドーナツ、クッキー、スナック菓子、生クリームなどの原料として使われています。

米食品医薬品局（ＦＤＡ）は、トランス脂肪酸が心疾患のリスクを高めることから「安全とは認められない食品」として、二〇一八年六月までに食品添加物としての使用を禁止すると発表しました。

世界保健機関（ＷＨＯ）もトランス脂肪酸の摂取を抑えるべきとしていて、一日当たりの摂取量を総エネルギー量の一％未満とするよう勧告しています。

これだけ危険視されているトランス脂肪酸ですが、日本では加工食品に使われており、どれくらい含まれているかという表示は義務づけられていません。

加工食品をたくさん食べている人ほど、トランス脂肪酸をたくさん摂取していることは間違いないでしょう。

トランス脂肪酸以外にも、気になる食品添加物はあります。基本的に、日本で認められている食品添加物には「発がん性がある」など危険なものはありません。さらに、それぞれの食品添加物について、これ以上は使ってはいけないという上限量が定められています。

ただし、これはその一種類をとったときの話です。複数の食品添加物を大量にとった場合のリスクはわかっていません。

基本的に、加工食品の中には複数の食品添加物が使われています。菓子パンやレトルトカレーなど、加工食品のパッケージに表示されている原材料をチェックしてみてください。加えられている食品添加物の多さにびっくりすることでしょう。

加工食品は、血糖値を上昇させる、悪い油を過剰にとることになる、食品添加物が多いといったリスクを承知しておかなければならないのです。

このリスクを避けたいのであれば、**加工されていないものを食べるのがいちばん**です。穀類であれば玄米、肉や魚、野菜をそのまま焼いたり煮込んだり、蒸したりといったシンプルな調理法がいいですし、果物はそのまま食べましょう。かつて、おじいさん、おばあさんが食べていた食事は、こうした料理が中心になっていたでしょう。

もし、「あなたのおばあさんが昔から食べていたものをコンビニエンスストアで買ってきて」とお願いしても、おそらく多くは見つけられません。これほどまでに、健康な食品を手にする選択肢が狭くなっているといえるのです。

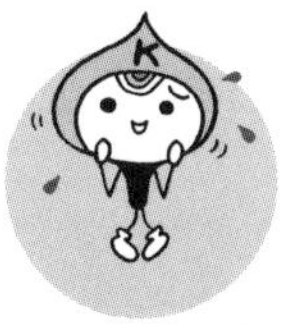

その食べ物の問題点⑤

異常な食欲をもたらす「ドラッグ食材」

先ほど小麦の中毒性についてお話ししましたが、中毒性のある食べ物は小麦だけではありません。

私たちがふだん口にしている食べ物の中には、麻薬ほどではないけれど、食べ続けることで中毒性をもたらすものがあります。

これらは「ドラッグ食材」と呼ぶべきだとすら思っています。

小麦の中毒性はヘロインやアヘンと同程度といわれているほどなので、その危険度は別格になりますが、小麦以外にも白いごはん、砂糖、食塩、油たっぷりの料理など、食べたときに「気分がいい」と感じさせるものは、なんでも「ドラッグ食材」になり得るのです。

◎おなかが減っていないのに「食べたい」人たち

びっくりされるかもしれませんが、ごはんや甘いお菓子、ラーメン、牛丼、カレーライスなど、人気の定番メニューはほとんどがドラッグ食材といっていい存在です。もし、これらを食べずにはいられないのなら、そんな方はすでにドラッグ食材の中毒に陥っていると思ったほうがいいでしょう。

食べたときに「おいしい」と感じると、脳は幸福感を味わいます。この幸福感はストレスやつらいこと、悲しいことを忘れさせてくれます。

チョコレートやケーキなど甘い物を食べることで、ストレスを解消している人は多いようですが、そこには大きな落とし穴が潜んでいます。それを続けていると、やがてチョコレートやケーキを食べないとストレスに耐えられなくなり、チョコレートやケーキなしではいられなくなります。これが「ドラッグ食材」の中毒による依存です。

何事もそうですが、**適度にとる分には問題はなくても、とりすぎるとさまざまな弊**

害が出てきます。チョコレートやケーキならば砂糖、牛丼やカレーライス、ラーメンならば、ごはん（糖質）や脂質、塩分の過剰摂取をもたらします。

糖質や脂質のとりすぎは、3章で述べたように内臓脂肪の蓄積を招き、塩分のとりすぎは高血圧を招きます。こうしたドラッグ食材の虜《とりこ》になって、それらを食べ続けていると、やがて全身は「病気のデパート」のような状態になるでしょう。

ドラッグ患者は、その快感が強すぎるからこそ、体験してしまうとその快楽が忘れられず、いけないことだとわかっていても手が伸びてしまい、常習するようになります。

もちろん、砂糖やごはん、食塩などには、ドラッグほど強い刺激はありません。ただ、毎日口にするものなので、本人が気がつかないうちに、快楽のゆるやかな虜になっていくのが恐ろしいのです。

一般的に、健康な人は太らない程度のところで食べるのをやめる習慣がついています。自分に必要な量を食べれば、それで満足できるからです。

食欲が正常であれば「おなかが減った」と感じるのは、血液中のブドウ糖を使い果たして血糖値が下がってきたときです。逆にいえば、血糖値が乱高下することなく、一定に保たれていれば無用な食欲は起こらないはずです。

ところが、ドラッグ食材の中毒に陥ると、血糖値のシグナルよりもはるかに強い「食べたい」という欲求が生じます。そうなると、中毒状態にある脳を満足させるためにどんどん食べてしまうことにつながります。

マウスの実験では、高カロリー食やジャンクフードが過食をもたらすことが示されています。同じように、私たち人間もドラッグ食材の中毒に陥ると、食べる量がどんどん増えていき、それとともに内臓脂肪が右肩上がりに増えていくのです。

その行き着く先は、糖尿病、メタボリックシンドローム、動脈硬化、がん、認知症など全身の病気です。それだけではありません。老化にも関係しています。

おいしいチョコレートやケーキ、ごはん、牛丼、カレーライス、ラーメンなどは体を老化させている。そう指摘されても、まだ「スイーツはやめられない」「白いごはんの魅力にまさるものはない」といい切れるでしょうか。

もしここまで読んでも、「やっぱりやめられない」と思うのであれば、もはや、かなり重度のドラッグ食材中毒に陥っていると考えたほうがいいでしょう。

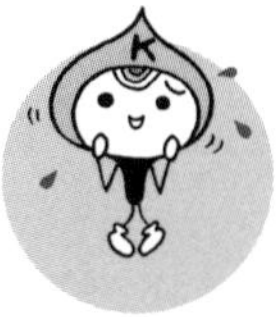

今の体、将来の頭をつくるのは「目の前の食事」そのもの

日本の食卓は、一九六〇年くらいからガラリと変わりました。それがいま急増している病気を招いている一因となっていると考えられます。

たとえば、牛肉を買ったとしても、そのもとの牛は生まれた直後から低濃度の抗生物質だけでなく、成長ホルモンも投与されているかもしれません。

抗生物質を体内に入れ続けた牛は、もはや病気の牛だと考えたほうがいいでしょう。自然の動物であれば、病気で死んだものは食べません。動物は生きている動物を狩って食べるのであり、病気のものは口にしないのです。私たちの祖先も、狩猟生活をしていた頃は動物と同じだったでしょう。

当たり前の話です。健康的なものを食べたいのであって、不自然なものをわざわざ口になどしません。

ところが、いまはどうでしょうか。あまりにも不自然な食べ物がたくさんあります。食品添加物を加えて長期保存できるようになっている加工食品、おいしさやつくりやすさを求めて品種改良された作物、薬漬けになった家畜など、あげればキリがありません。でも、私たちのほとんどはそれを不自然な食べ物だとは認識していません。だから、なんの疑問も抱かずに口にしているわけです。

その結果、増えているのが肥満や病気です。私が診察している外来には、体重が増えすぎて自分のヒザで支えられなくなり、人工関節を入れるしかなくなっている人がいます。自分の体重が支えられなくなるのは、もはや自然なことではありません。

自然な食べ物を口にしていれば、ここまで体重が増えることはないでしょう。ここまで重度の肥満者が増えてきたのは、つい最近のことです。不自然な食がもたらした、不自然な肥満に感じられてなりません。

何を食べるかということと、どんな体型になるかということは、一致しています。つまり、いまの体重や体型、体の状態は、これまでに食べたものの結果なのです。

◎「人間に戻り、人間本来の〝食〟を取り戻そう」という人気のレストラン

「そんなことをいわれても、いまはこういう食環境なんだからしょうがない。タイムマシンで大昔の食生活に戻らないといけないのですか」と思われるかもしれません。

そんなことはありません。大昔どころか、現在のニューヨークのユニオンスクエアから歩いて二分くらいのレストランで、その食に出合うことができます。

そこにあるのは『ヒューキッチン』というレストランです。

レストランの入口には「ゲット・バック・トゥ・ヒューマン」と書いてあります。日本語に訳すと「人間に戻れ」という意味です。ということは、このレストランは、ここに来るお客さんのことを「人間じゃない」と思っているのです。人間でなかったらなんなのでしょうか。入口には、さらにこんな言葉も書いてあります。

「産業が食をぶっ壊す前の『人間の食べ方』に戻るときが、ついにやってきた」

ぶっ壊すとは、ずいぶん乱暴な表現です。でも、それくらい近代以降の産業という

ものが、私たちの食を激しく壊してしまったということをいいたいのでしょう。

産業がぶっ壊して、私たちの食べ方が変わったということなのです。

店の中に入ると、ジュースバーがあります。このジュースバーには、私がいつもおすすめしているような野菜ジュースが並んでいます。ほかにも、肉や魚料理、野菜やきのこの料理もあります。メニューはレパートリーが豊富で、自分で素材を選ぶことができます。たくさんあるので、選択肢が少ないと感じたりしません。

要は、選択肢があるかどうかなのです。先にも述べたように、いまの私たちが選べる選択肢は非常に狭く、不自然な食べ物ばかりです。

それらから身を守るためには、何が体にいい食事なのか、何をどう食べればいいのかを知って、それを選ぶ目を持つことです。それが身につき、実践できるようになれば、自然と人間本来の食に戻っていくことでしょう。

そうした自然な食べ物を口にしていれば、あなたはやがて「ケトン体質」を手に入れることができます。なぜなら、「自然な食べ物」は、私たちの祖先が食べていた「ケトン体」をつくり出す食事と同じような内容だからです。

5章

100歳まで元気で若々しい体をつくる食べ方

——おいしく食べて、体の中から「ケトン体」がわき出る！

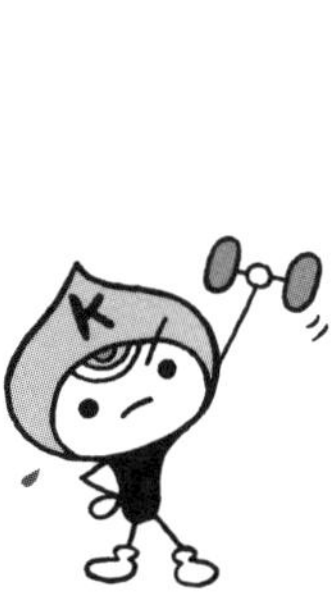

「主食」は必要なのか

ここまであげてきたように、ケトン体は健康・長寿をもたらす、すばらしいエネルギー源です。

しかし、残念なことに、多くの人がこのケトン体を活用できていません。

テレビ『世界ふしぎ発見！』で紹介された2章の一卵性双生児の兄弟の実験でも、それまでと同じ食生活を送っていた弟のほうには、ケトン体がほとんどつくられていませんでした。

この章ではケトン体をつくるためには何を食べればいいのか、具体的な実践方法を見ていきましょう。

難しいことは何もありません。必要なことは、たった二つのことです。

一つは**「糖質を制限すること」**。

もう一つは**「ココナッツオイルやココナッツミルクを摂取すること」**です。

この二点を実践していけば、ほとんどの人がケトン体をつくることができます。

このうちの「糖質を制限すること」が、米を主食としている日本人にとってはなかなか難しいことでした。ケトン体がいかにすばらしいかをお話ししても、「ごはんを食べられないのは無理」と、ハナからあきらめている人がほとんどでした。その問題を解決してくれたのが、ココナッツオイルやココナッツミルクです。これを上手に利用すれば、無理なくケトン体をつくることができるのです。

何度も繰り返しになりますが、私たちの脳や体は、ブドウ糖とケトン体の両方をエネルギー源として利用することができるようになっています。しかし、血液中や肝臓にブドウ糖がたっぷりあるときには、ケトン体はつくられません。これは私たちの体がケトン体よりも先にブドウ糖を利用するシステムになっているからです。

糖質を制限して血液中のブドウ糖の量が減ったときにはじめて、ケトン体がつくられるようになります。そのため、まず食事でとる糖質を制限する必要があるのです。

糖質を制限すると、エネルギー不足に陥って、体や脳がはたらかなくなってしまうと心配する人がいますが、そんなことはありません。糖質以外のタンパク質、脂質、ビタミンやミネラルをしっかりとっていれば、ケトン体をつくるための代謝システムにスイッチが入ります。

ふだん食べているものから、糖質を多く含むものを除外すれば、ケトン体をつくる食事となるのです。ただ、この「糖質を除外すること」が、日本の食事ではなかなか難しいのが現状でしょう。

外食で人気のメニューを思い浮かべてみてください。牛丼、カツ丼、カレーライス、ラーメン、パスタ、サンドイッチ、おにぎり……。どれも糖質たっぷりのメニューばかりです。定食を頼んだとしても、おかずはごはんがたっぷり食べられるように濃い味つけになっています。

いまの日本では、食事には必ず「主食」が必要だと考えられています。でもこの考えにとらわれていると、ブドウ糖に依存した、これまでの体や頭の老化を進めかねないエネルギー代謝からいつまでたっても抜け出せません。

病気予防や健康長寿に役立つケトン体をつくるために、思い切って糖質とサヨナラしてみてはいかがでしょうか。ここでいう「糖質」に含まれるものの代表は、ごはん、パン、めんなどの穀類と砂糖を含む甘いお菓子やドリンクです。

糖質を徹底的に制限するほど、ケトン体がたくさんつくられます。

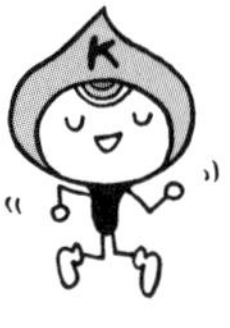

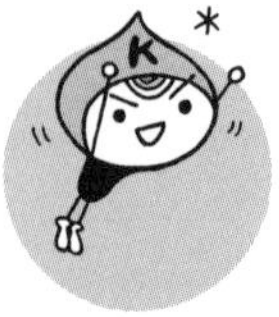

ケトン体質になるために食べたいもの、避けたいもの

ケトン体をつくるために、以下、

「がまんするもの」
「適度であれば問題ないもの」
「毎日とったほうがいいもの」
「おすすめの調味料」

などを一覧にまとめたので参考にしてください。

■がまんするもの（ときどき楽しむ程度に）

・ごはん、パン、めんなどの「主食」とされているもの（どうしても食べたいときには玄米、全粒粉パスタにする）

・甘いお菓子（ケーキ、チョコレート、ドーナツ、アイスクリーム、ようかん、大福など）

・甘いドリンク（コーラ、ソーダ、フルーツジュースなど）

・甘いお酒（酎ハイ、甘いカクテルなど）

・砂糖で味つけされていて食べると「甘い」と感じるものはすべて厳禁

■適度であれば問題ないもの（ケトン体をよりつくりたい場合には控える）

・いも類（ジャガイモ、さつまいも、さといも、ながいもなど）＊こんにゃくいもは糖質ゼロなので食べてもＯＫ

・根菜類（れんこん、にんじん、ごぼうなど）＊大根は糖質が少なめなので食べて

もＯＫ

・カボチャ、コーン、そら豆、小豆など

・乳製品（ヨーグルト、チーズ）＊日本人は乳糖不耐症の人が多いので牛乳は避けたほうがいい。ヨーグルトやチーズは発酵しているので心配ない

・オメガ6系脂肪酸（144ページ）を多く含む油（サラダ油、コーン油、ゴマ油、大豆油、スナック菓子など）＊とりすぎると体内の炎症（花粉症、アトピー性皮膚炎、動脈硬化など）を招く

■毎日とったほうがいいもの

・肉（牛肉・豚肉・鶏肉なんでもＯＫ）

・卵（一日一個）

・魚介類（ＥＰＡ・ＤＨＡ〈143ページ〉を豊富に含むものがおすすめ）

・豆腐、納豆、厚揚げなど大豆加工食品

・野菜、きのこ、海藻

・低糖の果物（りんご、イチゴ、グレープフルーツ、キウイフルーツなど）
・ナッツ類（クルミ、アーモンド、カシューナッツ、ヘーゼルナッツなど）
・オメガ3系脂肪酸（144ページ）を多く含むもの（亜麻仁油、エゴマ油、インカインチオイル、ローストアマニ、チアシードなど）
・ココナッツオイル（中鎖脂肪酸〈189ページ〉）

■おすすめの調味料

・オメガ9系脂肪酸（144ページ）を多く含む油（オリーブオイル、ナタネ油など）
・無添加の調味料（しょうゆ、塩、みそ、マヨネーズ、とうがらし、こしょうなど）＊ケチャップ、ソース、市販のドレッシングなどは、砂糖が加えられているものが多いので避けたほうがいいこのほか巻末に糖質を多く含む食材をまとめました（198ページ）。これらを参考に、できるだけ糖質を制限することで、二〜三日するとケトン体がつくられる体に変わってきます。

ただし、これまでの研究から、**ケトン体をスムーズにつくれる人もいれば、なかなかつくれない人もいる**ことがわかっています。

一週間ほど糖質制限を続けて、体が軽くなった、脳が活性化して思考力がアップした、食後の眠気におそわれなくなったなどのいい変化が感じられない人や、疲れやすくなった、イライラしやすくなった、集中力が低下したなどと感じるときには、ケトン体がうまくつくられていないのかもしれません。

そんな場合は、ケトン体の血中濃度を測ることをおすすめします（46ページ）。

ケトン体をつくる食事法は、体内にエネルギー源となる脂肪をため込んでいる人には、健康になるための理想的なダイエットにもなります。

ただし、脂質やタンパク質を多くとるようになるので、腎臓や肝臓、すい臓に負担がかかります。腎臓や肝臓、すい臓の慢性疾患を患っている人にはおすすめできません。糖尿病を患っている場合は、必ず主治医に確認して指導を受けながら行なうことが必須です。

【ケトン体質に切り換えたい人】

□体脂肪率が高く肥満している（男性は二五％以上・女性は三〇％以上）
□おなかがぽっこり出ていて「メタボ」と指摘された
□食後の眠気に悩まされている
□血糖値が高めと指摘されたことがある
□糖尿病を患っていて服薬治療を受けている（専門医の指導のもとで行なう）

【ケトン体質が適していない人】

□慢性の腎臓病を患っていて腎機能が低下している
□慢性の肝臓病を患っていて肝機能が低下している

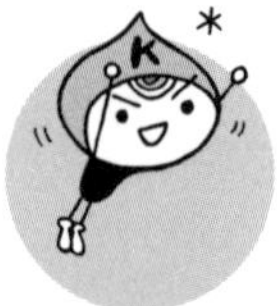

強い味方、ココナッツオイルの活用

糖質を制限すると最初の二〜三日は空腹感に悩まされたり、ごはんやパンが食べたくてイライラしたり、むしょうに甘いものが食べたくなったりします。

これは、それまで使われていなかった、ケトン体をつくるシステムのスイッチがなかなか入らず、ケトン体の血中濃度が上がりにくかったり、糖質中毒に陥っている人が禁断症状におそわれたりして起こる症状です。

「ブドウ糖で動いていた体」から「ケトン体によって動く体」にシフトチェンジするとき、これがつらくて糖質制限に挫折してしまう人も少なくありません。

そんなときに強い味方となるのがココナッツオイルです。

ココナッツオイルは、先にもあげたメアリー・T・ニューポート博士が、著書で「認知症を劇的に改善する」と紹介したことで、世界的に知られるようになりました。

ココナッツオイルが認知症を改善するのは、ココナッツオイルに含まれている中鎖脂肪酸が肝臓で分解されてケトン体がつくられるからです。

ココナッツオイルは認知症を改善するだけではありません。**糖質に対する欲求を低下させたり、食欲全般を抑える作用がある**こともわかっています。

以前は、ごはんやめんを食べるのをやめられないと挫折する人が多かったのですが、ココナッツオイルを摂取してもらうとそうしたケースが減りました。皆さん、そろえたように「それほど食べたいと思わなくなりました」とおっしゃいます。

ココナッツオイルを摂取すると、三~四時間後にケトン体の血中濃度がもっとも高くなります。私自身、ココナッツオイルを摂取するとケトン体の血中濃度が上昇します。ケトン体の血中濃度が高いと、「食べたい」という欲求に悩まされません。

この特徴を活かして、食事前のタイミングにちょうどケトン体の血中濃度が高くなるよう、食事の三~四時間前にココナッツオイルをとるようすすめています。

一番簡単な方法として、ココナッツオイル入りのコーヒーはいかがでしょうか。

私も、朝と昼過ぎにココナッツオイル入りコーヒーを飲んでいます。日中は昼食はとりません。それでも、空腹を感じることなく、精力的に仕事ができています。

むしろ、ココナッツオイルをとるようになってから、集中力が高まり、仕事の効率が上がったように感じます。おそらくケトン体がより多くつくられるようになり、血中濃度が上昇したことで脳が活性化したのでしょう。

ただ、せっかくココナッツオイルをとっても、いっしょに糖質をとっているとケトン体の血中濃度が上がりにくくなります。ケトン体を効率よく合成するためには、やはり糖質制限が必須です。

あるテレビ番組などでは、トーストしたパンにココナッツオイルを塗って食べる方法を紹介したりしていましたが、糖質をいっしょにとってしまうのでは、ケトン体をつくる効果は期待できません。

参考までに糖質を制限した場合と、制限しなかった場合、ココナッツオイルを摂取したときにどの程度、ケトン体の血中濃度が上昇したか一例を紹介します。どちらも

「ケトン体」をつくるにはココナッツオイルも役に立つ

「ココナッツオイル入りコーヒー」を飲むベストタイミングは

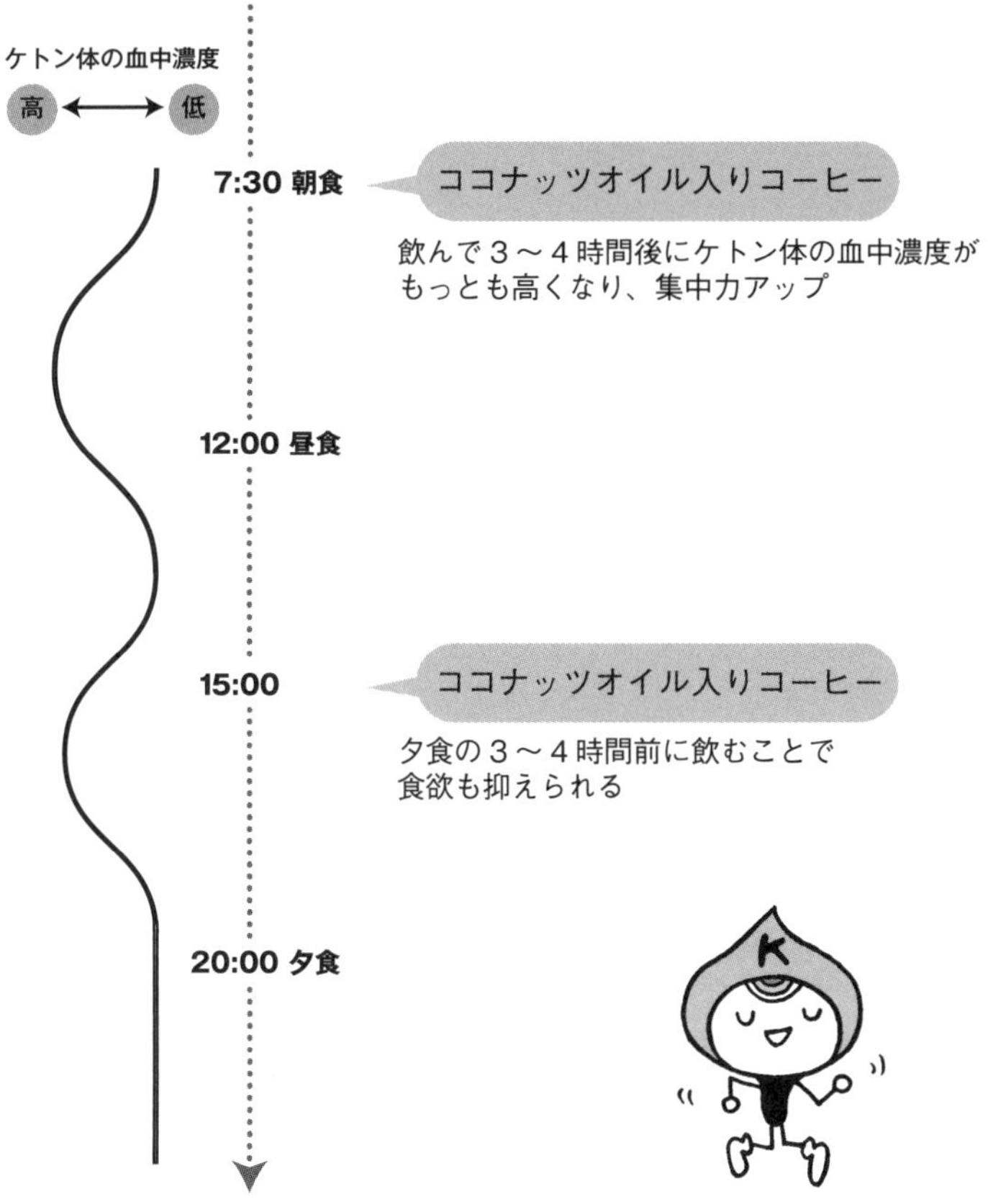

同じ人で計測したデータです。

同じだけのココナッツオイル入りコーヒーを飲んでも、糖質を制限しているときのほうがケトン体の血中濃度が上がっていることがよくわかります。

【二週間、糖質を制限した場合（糖質制限を行なっているとき）】

ココナッツオイル入りコーヒー（大さじ一杯・中鎖脂肪酸は約一〇グラム）

ケトン体の血中濃度の変化は　摂取前　〇・三　↓　摂取後四時間　〇・六

【前日に糖質を摂取している場合（ふつうの食事をとっていたとき）】

ココナッツオイル入りコーヒー（大さじ一杯・中鎖脂肪酸は約一〇グラム）

ケトン体の血中濃度の変化は　摂取前　〇・二　↓　摂取後四時間　〇・三

コーヒー以外にもココナッツオイルと相性のいい食べ物をあげておきましょう。一回のココナッツオイルの摂取量は大さじ一杯が目安です。

★ココナッツオイルと相性のいい食べ物

①ココナッツオイル入りコーヒー・紅茶（コーヒーもしくは紅茶と、ココナッツオイルを大さじ一杯ミキサーで攪拌《かくはん》する。オイルが乳化してカフェオレやチャイのようになる。紅茶は濃いめにいれたほうがおいしい）

②ヨーグルト（無糖のヨーグルトにココナッツオイル大さじ一杯を加える。ほんのり甘くなり、コクが出る）

③みそ汁（ココナッツオイルを加えると、コクが出て豚汁のようになる。インスタントみそ汁に加えてもいい）

④ココア・豆乳・トマトジュース（ココナッツオイルとの相性がいい）

⑤納豆（ココナッツオイルを加えると、納豆の臭いが和らぎ、味わいもクリーミーになる）

⑥キムチ（ココナッツオイルによって、酸味や辛みがまろやかになっておいしさがアップする）

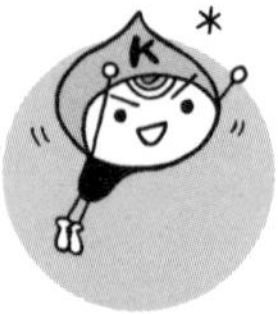

ケトン体質を強化する食生活と暮らし方

糖質制限を厳密に行ない、ココナッツオイルやココナッツミルクを摂取すれば、ケトン体がつくられやすくなって「ケトン体質」に切り替わります。

もちろん、これだけでも健康長寿には十分役立つのですが、ケトン体質をさらに強化する「食べ方」をご紹介しましょう。

これは、これまで私が知り得た臨床結果や科学的根拠から、実践しやすく効果が確実なものを厳選してまとめたものです。

健康を守る基本は、食事と毎日の生活。どれも難しいことや特別なことではありません。誰でも、いつでもできることばかりです。

①スムージーを一日一回飲む

朝食には旬の野菜や果物を使ったスムージーがおすすめです。私はこれを長年の習慣にしています。

野菜や果物には体内の酸化（老化）を抑える抗酸化物質が含まれています。また、エネルギー代謝に必要なビタミンやミネラルも豊富です。これらを効率よくとるために、野菜や果物を丸ごとジュースにするスムージーをおすすめしています。

スムージーを飲むなら、朝が一番効率的ですが、忙しくて難しい場合は、一日のうちのどこかで飲みたいものです。

【スムージーをつくるときのポイント】

□糖質を多く含む果物は避ける（バナナ、パイナップルなど）
□果物は流水でよく洗って皮ごと使う（りんごなど）
□旬の野菜や果物を使う。できるだけ国産のものを選ぶ

②タンパク質をしっかり食べる

ごはんやめん、パンなどを食べない代わりに、魚や肉、乳製品、大豆製品などタンパク質を、これまで以上にしっかりとるようにしましょう。タンパク質は細胞の原料となります。脳をコントロールする神経伝達物質や代謝に必要なホルモンも、タンパク質から分解されるアミノ酸からつくられます。

一日に必要なタンパク質は、「体重（キロ）×一・二～一・六」程度です。体重が五〇キロの人が一日に必要なタンパク質は六〇～八〇gとなります。

脂質のバランスを考えると、魚と肉を一日おきに食べるのが理想的です。

しっかり食べたい「タンパク質」の多い食品

（　）内はタンパク質の含有量

マグロ（赤身）	6切れ	（26・4g／100g中）
豚ヒレ肉	100g	（22・7g／100g中）
卵	2個	（12・3g／100g中）
木綿豆腐	1／2丁	（9・9g／150g中）
納豆	1パック	（6・6g／40g中）
パルメザンチーズ	大さじ1と1／2	（6・1g／14g中）

③卵は一日一個食べる

卵はほとんどすべての栄養素を含み、**完全栄養食品と呼ばれるくらい栄養価の豊富な食べ物**です。かつては、コレステロールを多く含むので食べないほうがいいとされたこともありましたが、いまではその認識が改められ、健康長寿のためには一日一個、食べたほうがいいと考えられています。私たちが必要とする必須アミノ酸（タンパク質）を含み、不足しがちなビタミンやカルシウムのほか、老化予防に役立つ抗酸化物質まで含まれています。

ただし、市販の卵の中には抗生物質漬けになった鶏が産んだものもあります。できれば、平飼い（ケージなどに入れられていない）で、添加物の入っていない自然なエサを食べて育った鶏の卵を選びたいものです。

最近は鶏がどんなところで飼われているのか、エサは何を与えているのかなどを明記した商品も流通しています。それらをチェックしましょう。

④オメガ3系脂肪酸（EPA・DHA）をとる

現代の食生活はとかく、オメガ6系脂肪酸を過剰にとり、オメガ3系脂肪酸が不足しがちになっています。血管や脳の炎症を抑えるためにも、オメガ3とオメガ6のバランスが一対一になるよう、オメガ3系脂肪酸を積極的にとるようにしましょう。

EPA・DHAを豊富に含む魚を刺身で食べると、オメガ3系脂肪酸をもっとも効率よくとれます。刺身以外では、油が落ちる焼き魚よりも、缶詰の水煮を使ったメニューがおすすめです。魚が苦手な場合は、体内でEPA・DHAに分解されるα-リノレン酸を多く含む亜麻仁油、エゴマ油、インカインチオイルなどでオメガ3系脂肪酸をとるようにしましょう。しかし、これらは酸化しやすいので加熱調理には向きません。ジュースに入れたり、ドレッシングに使ったりすると無理なくとれます。

ただし、摂取したα-リノレン酸がすべて体内でEPA・DHAになるわけではありません。EPA・DHAになるのは約一〇%といわれています。やはり、効率よくオメガ3系脂肪酸をとるには魚がおすすめです。

オメガ6系脂肪酸の摂取量を控えることも忘れないようにしましょう。

積極的にとりたい
“オメガ3”がたっぷり含まれる油は?

油や食材名	オメガ6系脂肪酸含有率	オメガ3系脂肪酸含有率
亜麻仁油	14%	57%
キャノーラ油	20%	9%
コーン油	54%	0%
綿実油	50%	0%
ベニバナ油	75%	0%
ゴマ油	42%	0%
大豆油	51%	7%
ヒマワリ油	65%	0%
クルミ	52%	10%
ピーナッツ	32%	0%

亜麻仁油のほか、エゴマ油、インカインチオイルもオメガ３系脂肪酸含有率が約50%以上と高い。これらをジュースに入れたり、ドレッシングに使う

積極的にとりたい
“オメガ3”がたっぷり含まれる魚は？

	EPA（mg）	DHA（mg）	合計（mg）
本マグロ（トロ）	1400	3200	4600
シメサバ	1600	2600	4200
ミナミマグロ（トロ）	1300	2700	4000
ハマチ（養殖）	980	1700	2680
ブリ	940	1700	2640
サンマ	890	1700	2590
真イワシ	1200	1300	2500
真イワシ（生干し）	1400	1100	2500
イワシ（水煮・缶詰）	1200	1200	2400
タチウオ	970	1400	2370
大西洋サケ（養殖）	850	1400	2250
サバ（水煮・缶詰）	930	1300	2230
ウナギ（かば焼）	750	1300	2050

（100g中の含有量）

もっとも効率的にとるなら刺身で。焼き魚よりも缶詰の水煮のほうがいい

⑤調理油はオリーブオイルかココナッツオイル

調理をするときの油には、オリーブオイルかココナッツオイルを選びましょう。

オリーブオイルはオメガ3系脂肪酸でもオメガ6系脂肪酸でもないので、体内に炎症をもたらす油のバランスと無関係です。酸化されにくいという性質があるので、加熱調理にも適しています。

ココナッツオイルは、ケトン体の合成をうながす中鎖脂肪酸が豊富です。香りやほんのりした甘みがありますが、調理油としても使ってみてください。オリーブオイルと同様、酸化されにくい油であり、ケトン体をつくりやすくする強い味方でもあります。積極的に活用したいものです。

ただし、どちらも油なので、いくらヘルシーとはいっても、たくさんとると弊害が出てきます。**体にいいからと、料理に大量にかけたり、そのままたくさん飲んだりするのはあまりおすすめできません。**たくさんとると下痢を招くこともあります。

⑥おやつはナッツ

健康のためにおやつはがまん、という人を見かけますが、血糖値を上げないおやつであれば問題ありません。

たとえば、午前中にココナッツオイルをとっても、ちょうど午後三時頃にはケトン体の血中濃度が下がってしまいます。

ここでココナッツオイル入りコーヒーやおやつを食べておくと、夕食前に再びケトン体の血中濃度が高くなり、食べすぎる心配がありません。

とはいえ、チョコレートやケーキ、シュークリーム、アイスクリームなどの甘いお菓子は厳禁です。ケトン体をつくりたいのであれば、おすすめはミックスナッツです。アーモンドやクルミ、カシューナッツなど木にできるナッツは、糖質をほとんど含まないので糖質制限中のおやつに最適です。中でも、クルミはオメガ3系脂肪酸を多く含んでいるので、体内の油のバランス調整にも役立ちます。

⑦アルコールは赤ワインを一日二杯

夕食にアルコールがないと、という人も少なくないでしょう。お酒は適量であれば寿命を延ばすので、適度に飲む分には問題ありません。

ただし、日本酒やビール、甘いカクテルには糖質が多く含まれているので避け、焼酎やウイスキー、ブランデーなど、糖質の少ないアルコールを選びましょう。

私がおすすめしているのは赤ワインです。赤ワインに含まれているレスベラトロールには脳に送られる血流を増やし、心臓の健康を増進させ、脂肪細胞の成長を抑制するはたらきがあるといわれているからです。

一杯の赤ワインでは十分なレスベラトロールがとれないので、一日にグラス二杯とるようすすめています。ただし、飲みすぎは禁物です。

⑧塩分は自然塩を適度にとる

塩分の過剰摂取は血圧の上昇を招きます。高血圧は動脈硬化を進行させるもっとも大きな要因です。高血圧を予防・改善するためにも、食事でとる塩分を控えることはとても大切です。

実は、**ケトン体をつくりやすくする食事は減塩食でもあります。**

ふつうのおかずは、ごはんをおいしく食べられるように濃いめの味つけになっていることが多いものです。糖質制限を始めると、それまでと同じ味つけのおかずだと、濃く感じたという人がほとんどでした。

おかずだけでおいしく食べるためには、それまでよりも薄めの味つけにしたほうがおいしくなります。これは減塩になり、健康のためには一石二鳥です。

また、塩は食塩ではなく、天日干しのものなど昔ながらの製造法でつくったものや、自然に結晶化した岩塩などを選ぶようにしましょう。

⑨加工食品の摂取量をできるだけ減らす

加工食品には食品添加物、血糖値を急上昇させる糖質、トランス脂肪酸など、体によくないものが含まれています。

できるだけ加工食品の摂取を控えましょう。それは、**自然そのものの形の食べ物を食べたほうが体にいい**、と考えるからです。そして、どこから「加工」と考えるかで、その選択が変わってきます。

たとえば、品種改良した小麦は「人の手で加工した」ものであり、塩やしょうゆ、みそ、納豆などの発酵食品も厳密にいうと加工されています。自然の素材そのもの以外をすべて加工食品として見てしまうと、食べられるものの選択肢がかなり少なくなってしまいます。

食べ物選びの目安としては、自然のものを使って昔ながらの製法で、人の手によってつくられている加工食品かどうかを、判断の基準にするといいでしょう。じっくり発酵させたみそやしょうゆ、納豆、天日干しで製造した塩などは、活用したいものです。

⑩ゆっくりよく噛んで食べる

食べ方も大切です。

よく噛んでゆっくり食べると、口の中で食べたものを細かく噛み砕くので胃の負担が減ります。また、だ液に含まれる消化酵素とよく混ぜ合わさるので、消化しやすい状態で胃腸に運ばれます。

それに、よく噛んで食べることは、食べすぎ予防になります。早食いの人は、脳の満腹中枢に「おなかがいっぱいになった」というサインが送られる前に食べ終わってしまうので、過食になりやすいといわれています。

それには、**野菜のおかずから食べるようにすると効果的**です。野菜には繊維質が多く含まれているので、野菜のおかずを食べると自然とよく噛んで食べるようになります。また、野菜のおかずを先に食べるようにしていると、糖質を含むものを食べたときに、血糖値の上昇がゆるやかになり、過剰なインスリンの分泌を抑えることができるというメリットもあります。

⑪食欲がないときには無理に食べなくてもＯＫ！

ケトン体がスムーズにつくられるようになると、「食べたい」という欲求におそわれにくくなってきます。これは、血糖値の乱高下がなくなり、血糖値の変化による食欲が生じなくなるからでしょう。

基本的に、私たちの体は、血糖値が下がったときに「おなかが減った」というサインが脳に送られ、血糖値が上がると「おなかいっぱいです」というサインが送られます。食欲は血糖値の影響を大きく受けているのです。

糖質を制限すると、血糖値はほぼ一定を保つようになるため、血糖値の変化による食欲に悩まされなくなります。

体内に脂肪をため込んでいれば、ケトン体はその脂肪からつくられます。「食欲がわかない」ということは、体内にため込んでいる脂肪が燃えているサインです。食欲がないときに無理に食べる必要はありません。

⑫体重と体脂肪率を測定・記録する

ケトン体がよくつくられているかどうかは、体重や体脂肪の数値から推察できます。体重や体脂肪が下がっていれば、体内の脂肪がどんどん燃えているサインなので、ケトン体がうまくつくられていると考えていいでしょう。

体重や体脂肪の変化を把握するためにも、毎日測って記録することをおすすめします。その際、何をどれくらい食べたかも記録しておくと、食べすぎていないか、糖質を含むものをとっていないかなどを、あとからチェックできます。

体重は一日のうちで微妙に増えたり減ったりするので、朝起きたときや就寝前など決まった時間に測るようにしましょう。

⑬おなかが減ったら体を動かす

体を動かすことでもケトン体をつくりやすくすることができます。

特におなかが減ったときはケトン体をつくるチャンスです。おなかが減ったと感じたときには、血糖値が下がっています。このときに歩いたり、ストレッチをしたりして体を動かすと、エネルギー源を求めてケトン体がつくられます。

おなかが減ったと感じたときに、ちょっと体を動かしてみてください。

おそらく、しばらくすると空腹感はなくなるはずです。それはケトン体がつくられているサインです。

	食材名	炭水化物(g)	食物繊維(g)	糖質相当量(g)
いも類	さつまいも	31.5	2.3	29.2
	くずきり(ゆで)	33.3	0.8	32.5
	やまといも	27.1	2.5	24.6
	ジャガイモ	17.6	1.3	16.3
	ながいも	13.9	1.0	12.9
	さといも	13.1	2.3	10.8
豆類	えんどう豆(ゆで)	25.2	7.7	17.5
	ひよこ豆(ゆで)	27.4	11.6	15.8
	きな粉	31.0	16.9	14.1
	小豆(ゆで)	24.2	11.8	12.4
	いんげん豆(ゆで)	24.8	13.3	11.5
野菜	西洋カボチャ	20.6	3.5	17.1
	スイートコーン(缶詰・クリーム)	18.6	1.8	16.8
	れんこん	15.5	2.0	13.5
	そら豆	15.5	2.6	12.9

【付録】糖質を多く含む注意すべき食材一覧

＊100g中の分量。糖質相当量は炭水化物から食物繊維を引いた重量。
糖質を10g以上含むものは糖質を多く含んでいると見ていい

	食材名	炭水化物(g)	食物繊維(g)	糖質相当量(g)
穀類	コーンフレーク	83.6	2.4	81.2
	小麦粉(薄力粉)	75.9	2.5	73.4
	アマランサス	64.9	7.4	57.5
	フランスパン	57.5	2.7	54.8
	餃子の皮	57.0	2.2	54.8
	もち	50.3	0.8	49.5
	パン粉(生)	47.6	3.0	44.6
	食パン	46.7	2.3	44.4
	ごはん(精白米)	37.1	0.3	36.8
	ごはん(玄米)	35.6	1.4	34.2
	中華めん(ゆで)	29.2	1.3	27.9
	スパゲティ(ゆで)	28.4	1.5	26.9
	そうめん(ゆで)	25.8	0.9	24.9
	そば(ゆで)	26.0	2.0	24.0
	うどん(ゆで)	21.6	0.8	20.8

	食材名	炭水化物(g)	食物繊維(g)	糖質相当量(g)
果物	キウイフルーツ	13.5	2.5	11.0
	みかん	12.0	1.0	11.0
	ネーブルオレンジ	11.8	1.0	10.8
調味料	白砂糖	99.2	0	99.2
	黒砂糖	89.7	0	89.7
	はちみつ	79.7	0	79.7
	みりん風調味料	54.9	0	54.9
	とんかつソース	30.9	1.0	29.9
	カレー粉	63.3	36.9	26.4
	ウスターソース	26.8	0.5	26.3
	トマトケチャップ	27.4	1.8	25.6
	チリソース	26.3	1.9	24.4
	オイスターソース	18.3	0.2	18.1
	ドレッシング(和風・ノンオイル)	16.1	0.2	15.9

	食材名	炭水化物(g)	食物繊維(g)	糖質相当量(g)
果物	干しブドウ	80.7	4.1	76.6
	干し柿	71.3	14.0	57.3
	プルーン(乾燥)	62.4	7.2	55.2
	バナナ	22.5	1.1	21.4
	パイナップル(缶詰)	20.3	0.5	19.8
	西洋なし(缶詰)	20.7	1.0	19.7
	もも(缶詰)	20.6	1.4	19.2
	マンゴー	16.9	1.3	15.6
	ブドウ	15.7	0.5	15.2
	みかん(缶詰)	15.3	0.5	14.8
	柿	15.9	1.6	14.3
	さくらんぼ(国産)	15.2	1.2	14.0
	りんご	14.6	1.5	13.1
	きんかん	17.5	4.6	12.9
	西洋なし	14.4	1.9	12.5
	いちじく	14.3	1.9	12.4
	パイナップル	13.4	1.5	11.9

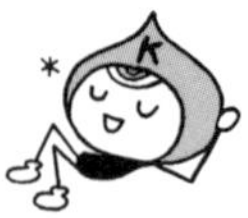

あとがき

私がケトン体に着目したのは、いまの医療が間違っているのではないか、ということを改めて実感したからです。糖尿病の治療がその最たるものでしょう。

糖尿病は血糖値が下がらなくなる病気です。血糖値を上げる糖質をとらなければ血糖値は上がりません。初期の糖尿病であれば、糖質を制限して血糖値を上げないようにするだけで血糖値は下がります。糖尿病治療には、糖質を制限してケトン体がつくられるようにしたほうがいいに決まっています。ケトン体質に切り替われば糖尿病は自然とよくなるのです。

ところが、日本糖尿病学会は「炭水化物は総エネルギーの五〇～六〇％（一日一五〇グラム以上）、タンパク質は二〇％以下、残りを脂質からとる」と、いまでも指導しています。

摂取カロリーの半分以上を、血糖値を上昇させる糖質からとるようすすめているのです。もし服薬治療を受けているのなら、血糖値を上げるものを食べさせて、上がった血糖値を薬で下げるという、アクセルとブレーキを同時に踏むようなとても不自然な状況です。これでは糖尿病はよくならないでしょう。

糖質を制限してケトン体がつくられるようになれば、血糖値は六〇～九〇mg／dlと低い状態を保つので、薬をのむ必要がなくなります。

どちらがいいかといえば、どう考えても糖質制限のほうが患者さんにとっていいはずなのですが、**糖尿病専門医の大多数の意見は糖質制限に対して否定的**です。最近は糖尿病治療における糖質制限の有効性を主張する専門医も増えてきていますが、まだごく少数にとどまっています。

実は、コレステロールについても、同じようなことがいえます。

これまで、コレステロールの数値が高いと動脈硬化が進行して、脳卒中や心筋梗塞のリスクが高くなると信じられていました。そのため、コレステロールが高いときには、それを下げる薬が処方されています。

ところが、二〇〇四年にEU（欧州連合）で「営利企業が中心となって行なっている臨床試験を信頼していいのか」という問題提起がされるようになり、二〇〇四年以降に新しい規制が設けられると、それまでの常識がくつがえされるような結果が出てきました。

具体的には二〇〇四年より前は、コレステロールの薬が数値を下げるという臨床試験データがたくさんあったのに、二〇〇四年以降に発表されたデータは、数値がまったく下がっておらず、中には服薬前よりも数値が上昇しているものすらあるのです。

さらに、二〇一二年にアメリカ医師会が六万人を超える閉経後の女性に対して実施し、『アーカイブス・オブ・インターナル・メディシン』誌に発表した研究によると、コレステロールを低下させるとされるスタチン系薬剤を服用している女性では、糖尿病のリスクが四八％も上昇していたそうです。

せっかく薬をのんでもコレステロールがほとんど下がらず、むしろ糖尿病のリスクが上昇するのであれば、薬をのまないほうがいいでしょう。

最近では、そもそもコレステロールの数値と心疾患の相関関係が見出せないという

「データの取り方」で医学的見解はこうも変わる

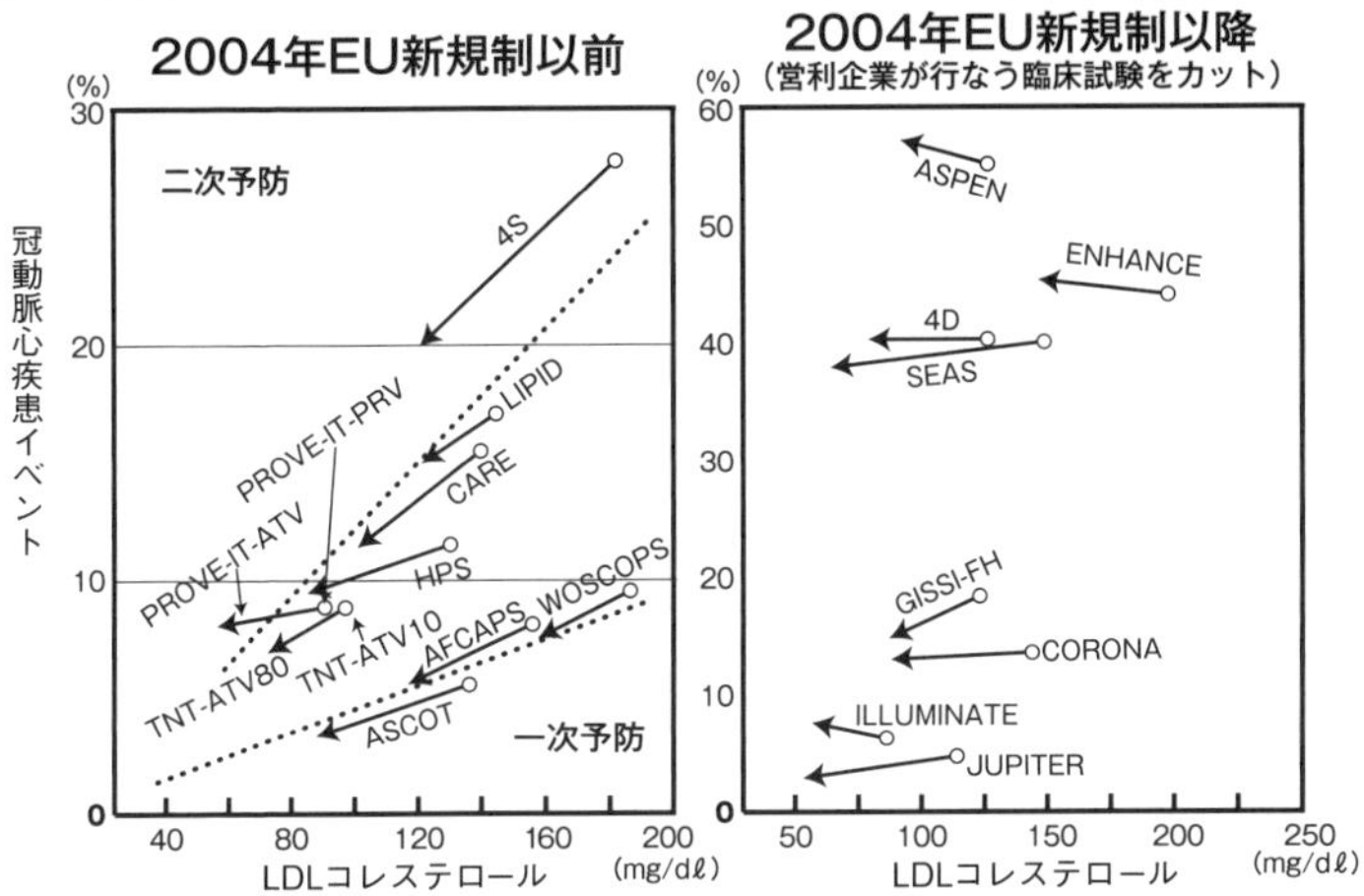

コレステロールを下げる薬・スタチンの心疾患予防効果
——LDLコレステロール値は「低ければ低いほどいい」とする根拠として左図が使われていたが、2004年新規制発効後(右図)では、有意な心疾患予防効果は示されなかった

スタチン系薬剤を服用する女性における2型糖尿病のリスク

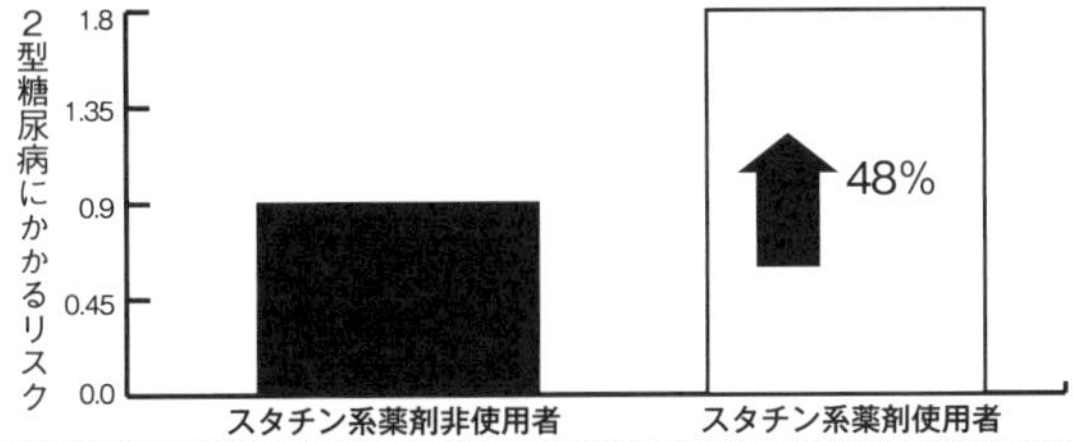

「薬をのんでいない人」(左側)より「薬をのんでいる人」(右側)のほうが糖尿病になりやすい

『アーカイブス・オブ・インターナル・メディシン』(2012年1月)

論文も発表され、いったい何を信じていいのかわかりません。

基本的に、糖尿病や高血圧、脂質異常症などの薬は、病気を治すものではありません。薬で血糖値や血圧やコレステロールを下げるだけです。もちろん、数値が下がって健康寿命が延びるのであれば意味があります。しかし最近、薬をのんでも寿命に影響しない、むしろ寿命が短くなるというデータも出てきています。

そうなると、**薬をのむよりも、体内の代謝を正常にするなど、体質改善にとり組むほうが、より直接的にさまざまな病気の予防・治療につながる**でしょう。それには食生活の見直しが必須です。

薬を、出されたものだからとそのまま信じるのではなく、どんな意味があるのかまでを考えること。それが、健康長寿を手に入れる上で、これから一人ひとりに求められているのです。

白澤卓二

体《からだ》が生《う》まれ変《か》わる「ケトン体《たい》」食事法《しょくじほう》

著　者――白澤卓二（しらさわ・たくじ）

発行者――押鐘太陽

発行所――株式会社三笠書房

〒102-0072 東京都千代田区飯田橋3-3-1
電話：(03)5226-5734（営業部）
　　：(03)5226-5731（編集部）
http://www.mikasashobo.co.jp

印　刷――誠宏印刷

製　本――若林製本工場

編集責任者　長澤義文
ISBN978-4-8379-2605-4 C0030
© Takuji Shirasawa, Printed in Japan
＊本書のコピー、スキャン、デジタル化等の無断複製は著作権法上での例外を除き禁じられています。本書を代行業者等の第三者に依頼してスキャンやデジタル化することは、たとえ個人や家庭内での利用であっても著作権法上認められておりません。
＊落丁・乱丁本は当社営業部宛にお送りください。お取替えいたします。
＊定価・発行日はカバーに表示してあります。

三笠書房

「いつものパン」があなたを殺す
デイビッド・パールマター／クリスティン・ロバーグ【著】
白澤卓二【訳】

4週間で脳からリフレッシュする驚異のプログラム！
◎炭水化物と糖質が引き起こす炎症で脳は蝕まれている ◎コレステロールを下げると認知症が増加する◎白砂糖、チョコバー、バナナ、全粒小麦パン…一番怖いのは？ ◎「肉、卵、脂肪」を避けていると何が起こるか◎ココナッツオイルが脳を働かせる燃料になる… etc.

100歳まで元気に生きる食べ方
白澤卓二

「この本のエッセンスを私は実践して、元気で95歳を突破！」

聖路加国際病院名誉院長 日野原重明 推薦！

最新の〝老化防止研究〟の驚くべき成果！「年を取らない、病気にならない」長寿食！ 高血圧から認知症予防、シミ・シワ対策まで食べて治す法。

40代からの「太らない体」のつくり方
満尾 正

「太らない・老けない」コツをオールカラー&ビジュアルで大公開！

「ポッコリお腹」の解消には運動も食事制限も不要――若返りホルモン「DHEA」の分泌を盛んにすれば誰でも「脂肪が燃えやすい体」になれます。「一日三回、十分ずつ歩く」「食事は野菜を最初に食べる」など「すぐできる」「効果が出る」習慣をカラー図解で紹介！

T30212